Christine Gräfin von Brühl

VON HUNDERT AUF GLÜCKLICH

rütten & loening

CHRISTINE GRÄFIN
VON BRÜHL

VON HUNDERT AUF GLÜCKLICH

WIE ICH DIE LANGSAMKEIT WIEDERENTDECKTE

rütten & loening

FSC
www.fsc.org
MIX
Papier aus verantwortungsvollen Quellen
FSC® C083411

ISBN 978-3-352-00822-1

Rütten & Loening ist eine Marke
der Aufbau Verlag GmbH & Co. KG

1. Auflage 2011

Einbandgestaltung Geviert – Büro für Kommunikationsdesign, München
Typografie Madeleine Speidel, Stuttgart
Satz LVD GmbH, Berlin
Druck und Binden CPI – Clausen & Bosse, Leck
Printed in Germany

www.aufbau-verlag.de

»Tante Eliza schilderte ihre Reise von Theddlethorpe-All-Saints, wo sie wohnte, bis nach Spilsby, eine Fahrt, auf der sie nichts gesehen hatte. Ihre Rede ging dennoch fort und fort wie eine ausrauschende Drachenschnur. An Tante Eliza konnte man lernen, dass bei allzu schnellen Reden der Inhalt oft so überflüssig war wie die Schnelligkeit. John schloss die Augen.«

Sten Nadolny, Die Entdeckung der Langsamkeit

INHALT

VORWORT

Haben Sie schon einmal versucht, langsamer zu werden? Haben Sie Menschen aus Ihrer näheren Umgebung erzählt, dass Ihnen seit einiger Zeit alles zu schnell geht und Sie daher bewusst einen Gang heruntergeschaltet haben? Haben Sie zugegeben, Sie könnten eigentlich recht schnell rechnen, schreiben, lesen, sich rasch bewegen und dabei auch noch telefonieren, aber – Sie wollten das nicht mehr? Sie sähen keinen Sinn mehr in der Schnelligkeit?

Nun, ich habe das ausprobiert. Ich habe mich in einem Selbstversuch bemüht, mein Lebenstempo über einen Zeitraum von sechs Monaten jeden Tag ein wenig zu reduzieren. Ich habe mich erst langsamer bewegt, mich dann bemüht, langsamer und gesünder zu essen, die Zahl meiner Termine zu reduzieren und nicht mehr tausend Dinge gleichzeitig zu machen. Eines kam zum anderen und verstärkte das Vorausgegangene zusätzlich. Und es ist mir tatsächlich gelungen. Ich bin ruhiger geworden, ja, insgesamt gelassener. Ich habe jetzt mehr Zeit zu lesen und nachzudenken. Mir kommen wieder gute Ideen. Ich halte öfter inne, vor allem, wenn gerade ein dringender Termin ansteht und ich besonders pünktlich sein müsste. Ich nehme lieber weniger Verabredungen an und kann mich der einzelnen Begegnung dafür stärker widmen, ich verzichte auf Quantität und ernte dafür Qualität. Die Dinge, die ich tun muss, verlieren dadurch den Charakter einer hektisch abgearbeiteten To-do-Liste. Sie sind meine Arbeit, die mich stolz macht, wenn sie geschafft ist. In den Situationen, die ich genießen möchte, wie das Spiel mit meinen Kindern oder das Gespräch mit einer Freundin, bin ich achtsam und zugewandt. Ich kann sie bewusster erfahren. Auf einmal habe ich wieder das Gefühl, Herrin meiner Lebenszeit zu sein, im Alltag wie in der Freizeit. Und das macht mich ungemein zufrieden. Ich bin ausgeglichener, kann mich wieder selbst spüren. Ich bin im Einklang mit mir selbst. Das ist das pure Glück.

Es hat lange gedauert, dorthin zu kommen, denn dieser Versuch ähnelt dem Vorhaben, in einem reißenden Strom gemütlich auf einer Sandbank Platz zu nehmen. Schließlich müssen wir eigentlich alle ständig schneller werden, spontaner, effizienter. Wir müssen täglich neue Geschwindigkeitsrekorde brechen, schneller sprechen, reagieren und überall gleichzeitig zugegen sein. Damit müssen wir nicht nur die anderen, sondern vor allem uns selbst täglich neu übertrumpfen. Wer das Gegenteil erreichen will, erntet allenfalls mitleidige Blicke. Er wirkt rückwärtsgewandt und wird als hoffnungsloser Romantiker bezeichnet. Wer langsam sein will, gilt als nicht mehr kompatibel. Es heißt, er trete auf der Stelle, er sei in seiner Entwicklung stehengeblieben und womöglich faul.

Viele sagen daher, Verlangsamung oder Entschleunigung, wie es im Fachjargon genannt wird, sei ja schön und gut, es sei auch bitter nötig, doch leider unmöglich. Wer ganz normal am täglichen Leben teilnehme, wer hier in dieser europäischen Welt lebe, müsse schnell sein. Ein Einzelner könne dagegen gar nichts ausrichten. Er kann sich durchaus zurückziehen, sich ausruhen und kurzzeitig ein wenig langsamer sein. Das bezeichnet man allgemein als *sabbatical*, eine Art Freisemester, oder auch einfach als Urlaub. Aber sobald man in den Alltag zurückkehrt, gleichgültig ob ins Berufsleben, ob mit oder ohne Familie, muss man wieder schnell, wach und geistesgegenwärtig sein. Langsamkeit könne sich heutzutage niemand mehr leisten.

Ich habe es trotzdem versucht, habe mich den Schnelligkeitserwartungen meiner Umgebung entgegengestemmt. Die Erfahrungen, die ich dabei gewonnen habe, waren ausgesprochen interessant. So sind die Erwartungen selbstredend unterschiedlich, je nachdem ob man in der Stadt oder auf dem Land lebt, ja auch, in welcher Region und welchem Land man jeweils zu Hause ist. Das Tempo in New York oder Paris ist ein anderes als in Berlin, das Leben in Rom schneller als in der Toskana. Ausschlaggebend ist das spezifische Zeitgefühl des Einzelnen und seines Landes, die sogenannte Ereigniszeit. Was das angeht, empfinden wir nicht nur individuell verschieden, sondern sind geprägt von Gesellschaftsform und nächster Umgebung. Doch auch diesen sind wir nicht bedingungslos ausgeliefert. Jeder kann über seine Zeit bestimmen. Er muss die Erwartungen, die an ihn gestellt werden, durchschauen und ein entsprechend gesundes Zeitmaß für sich entwickeln.

Während meines Selbstversuches habe ich mich nicht isoliert, im Gegenteil: Ich habe weiter meinen Beruf ausgeübt, habe meine Familie versorgt, meinen Freunden und Mitmenschen von meinem Versuch erzählt, und sie, insbesondere mein Mann und meine zwei Kinder, haben wachen Auges an meiner Entwicklung teilgenommen. Es ging mir dabei keineswegs darum, schnelles Denken, Handeln oder Agieren grundsätzlich zu verdammen. Im Gegenteil: Wer gern rasch arbeitet und dabei viel schafft und sein Tagwerk in gebotener Geschwindigkeit verrichten möchte, wem langsames Vorgehen schlichtweg zu langweilig ist, dem sei ein kraftvolles Voranstürmen nicht genommen. Jeder hat schließlich seinen eigenen Energiepegel. Es ging mir erst recht nicht darum, Zeit einzusparen, um sie an anderer Stelle gewinnbringend zu nutzen und so die eigene Effizienz und Wirtschaftlichkeit zu steigern. Was mir am Herzen lag, war der Gedanke, dass Leistung nicht anhand der Schnelligkeit gemessen wird, mit der sie erbracht wurde, und schon gar nicht an der Menge der Artikel, die in möglichst kurzer Zeit gefertigt wurden. Denn bei diesem Prozess sind wir nicht nur Opfer, sondern auch Mittäter. Solange ich versuche mitzuhalten, nehme ich nicht nur mir selbst, sondern auch anderen die Chance, das Tempo zu verringern. Ich nehme mir die Möglichkeit, die eigentliche Qualität meiner Arbeit wahrzunehmen und sie mit Stolz und Freude zu Ende zu bringen. Erinnert sei an Uhren-, Schmuck- oder auch Gebäck- und Kuchen-Manufakturen, in denen ausdrücklich Handgefertigtes produziert wird. Was hier zählt, ist die Besonderheit der erbrachten Leistung. Sie genießt mindestens eine so große Wertschätzung wie das eigentliche Endprodukt.

Fast jeder, dem ich von meiner Idee erzählte, wusste auf Anhieb, was ich meinte. Die Hektik, diese Geschwindigkeit, die immer noch zunehme, wurde mir mit eifrigem Kopfnicken bestätigt, dazu die vielerlei Technik, die das noch verstärke – schlimm sei das. Am ärgsten, meinten viele, sei der immense Druck, der dadurch entstanden sei. Eine Journalisten-Freundin erzählte mir, wie glücklich sie zu Beginn mit ihrer Berufswahl gewesen sei, aber das sei schon lange nicht mehr so. Heute noch würde sie gern recherchieren, telefonieren, mit Menschen reden, Artikel schreiben – all das tun, was zu ihrer Arbeit gehört. Aber der Zeit- und Leistungsdruck, unter dem sie inzwischen arbeiten müsste, sei unerträglich. Er würde inzwischen alles Erfüllende an ihrem Beruf überschatten.

Eine andere Kollegin erzählte mir, quasi hinter vorgehaltener Hand, dass sie mittags nicht mehr in die Kantine gehen würde. Sie ertrage die Geschwindigkeit, in der dort das Essen verteilt und verzehrt würde, nicht. So schnell könne sie einfach nicht essen. Lieber bliebe sie in der Mittagspause an ihrem Schreibtisch sitzen und löffle geruhsam das Müsli aus einer kleinen Plastikbox, das sie sich jeden Tag von zu Hause mitbrächte. Allerdings käme sie sich dabei ein wenig unsozial vor.

Am schwierigsten an meinem Versuch war in der Tat der soziale Aspekt. Ich musste lernen, mich abzugrenzen und die ruhigeren Zeiten, die ich gewonnen hatte, nicht kurzerhand wieder zu nutzen, um doch noch wieder ein paar eilige Dinge zu erledigen, sozusagen rückfällig zu werden. Frauen leben nun einmal verstärkt im Austausch mit ihren Freundinnen und nächsten Mitmenschen. Sie sind in ihrem natürlichen sozialen Umfeld in einer Form verankert, die weit über berufliche oder andere sachliche Belange hinausgeht. Selbst wenn eine liebe Freundin anrief, um sich spontan mit mir zu verabreden, musste ich also standhaft bleiben, ihr absagen und die Gelegenheit zu einem Wiedersehen ungenutzt verstreichen lassen. Solche Gelegenheiten auszulassen, obwohl ich auf einmal Zeit hatte, sie wahrzunehmen – das fiel mir am allerschwersten. Aber ich wusste genau, dass ich am nächsten Tag wieder früh rausmusste, meine diversen Verpflichtungen hatte und auch in den Stunden, die hinter mir lagen, viel passiert war. Wie gern hätte ich so einen Termin trotzdem rasch dazwischengezwängt. Um mit solchen Situationen fertigzuwerden, habe ich mir Paradesätze zurechtgelegt, Formulierungen wie: »Ich glaube, das schaffe ich nicht.« Damit habe ich dem anderen vermitteln können, dass ich mit meinen Kräften am Ende war und keinen Spielraum mehr hatte, und konnte Raum gewinnen. Gleichzeitig hat mich das daran erinnert, was ich mir vorgenommen hatte.

Schwer fiel mir auch, langsam zu sein, wenn ich allein mit mir war. Unter dem Druck meiner Umgebung hatte ich eine solche Eiligkeit entwickelt, dass ich gerade dann besonders hektisch wurde, wenn ich eigentlich zu Hause zur Ruhe kommen wollte. Dann fing ich plötzlich an, Schränke auszuräumen, um die Regalböden zu putzen, oder Visitenkarten zu sortieren. Oder ich überlegte fieberhaft, wen ich noch anrufen müsste oder ob ich nicht dringend ins Kino gehen müsste. War da nicht ein Film, den ich unbedingt sehen wollte?

Zu Beginn meines Selbstversuches war ich gar nicht in der Lage, mich langsam zu bewegen oder etwas langsam zu tun. Ich konnte vor allem nicht langsam essen. Schließlich stellte ich einen Wecker neben meinen Teller und überprüfte, wie lange ich für eine Mahlzeit brauchte. Ich legte bewusst Mußestunden ein und blieb stundenlang an ein und demselben Ort sitzen, tat nichts oder bewegte mich wie eine Schnecke durch die Wohnung. Dann telefonierte ich nicht, schrieb keine SMS, las keine E-Mails, rief gar nicht erst das Programm auf, über das ich meine E-Mails bekomme. Wenn das Telefon klingelte, hob ich nicht ab. Das Mobiltelefon stellte ich aus. Ich wahrte Ruhe.

Der Zustand, in den ich dadurch geriet, fühlte sich absolut fremd an. Ich hatte das Gefühl, krank zu werden, kam mir retardiert und alt vor. So muss es sein, dachte ich, während ich aus dem Fenster sah, wenn man eine Depression hat. So muss sich die Antriebslosigkeit anfühlen, die melancholische Menschen regelmäßig überkommt. Dabei ging es mir blendend. Ich empfand keine Schmerzen und war kerngesund. Welche Absurdität: Sobald meine Tage nicht randvoll ausgefüllt waren, ich nicht mindestens drei Sachen gleichzeitig erledigte und zwanzig Vorhaben hintereinander abarbeitete, wenn ich nicht ununterbrochen durch den ganzen Tag rannte, dann fühlte ich mich prompt krank.

Überraschend waren die vielen positiven Reaktionen. Ich erinnere mich an die Erleichterung des Klempners, der in unserem Bad die Wasserleitung reparieren sollte, als ich ihm an einem Donnerstag verkündete, er müsse nicht gleich am nächsten Tag kommen. Es würde durchaus reichen, wenn er erst nächsten Montag käme. Ich merkte, wie er am Telefon hörbar aufatmete: »Sie haben es wohl nicht eilig?«, fragte er erstaunt. Nun, ich muss zugeben, dass ich keinen Wasserrohrbruch zu beklagen hatte. Auch die Waschmaschine funktionierte noch. Lediglich die Toilettenspülung leckte, und das nur so geringfügig, dass man den Schaden mit Hilfe eines Putzlappens vorübergehend beheben konnte. Doch am liebsten hätte ich ihm vergnügt ein »Nein« zugerufen: »Nein, ich mache einen Selbstversuch. Eile ist ein Fremdwort für mich geworden. Meinetwegen können Sie erst in zwei Wochen kommen. Das würde auch noch reichen.« Aber ich fürchtete, dass er mich dann für verrückt erklärt hätte.

Oder die Freundin, der ich meinerseits und sehr kurzfristig eine Verabredung absagen musste: Wir hatten uns auf einen Kaffee treffen wollen. Sie reagierte mit ähnlich großer Erleichterung wie der Klempner. Sie habe zur Zeit so viel zu tun, dass sie nicht mehr gewusst habe, wie sie unsere Verabredung hätte halten sollen.

Ich hatte Sorge, durch meine Verlangsamung den Kontakt zu meinen Freunden zu verlieren. Ich fürchtete umziehen zu müssen, weil die Welt, in der ich lebte, grundsätzlich so hektisch war. Zudem fürchtete ich um meine Existenz. Als freiberufliche Autorin ist man stärker auf die Kommunikation mit Kollegen, Öffentlichkeit und potentiellen Auftraggebern angewiesen als Festangestellte. Was wäre gewesen, wenn mir wegen meiner Absagen wichtige Aufträge und Kontakte durch die Lappen gegangen wären und ich zu wenig Geld verdient hätte?

Aber nichts davon trat ein. Es war alles eine Frage der Perspektive. Wer langsamer leben möchte, muss sich angewöhnen, in größeren Zeitabschnitten zu denken. Er muss sich von der hektischen Carpe-diem-Mentalität verabschieden, dem Zwang, jedem Tag unbedingt etwas überdurchschnittlich Aufregendes oder Effektives abgewinnen zu können. Er schaut sich sein Dasein in der Gesamtheit an und erkennt, dass er darin grundsätzlich etwas ändern muss.

Ein typisches Wesensmerkmal von Schnelligkeit ist, dass wir gezwungen werden, den Blick zu senken und unentwegt auf unsere Füße zu schauen, damit wir in der Eile nicht stolpern und hinfallen. Wir haben ständig nur den Schrittmesser vor Augen, der unmittelbar vor uns liegt. Wir haben den einzelnen, aktuellen Tag im Kopf, den nächsten Termin, den Streckenabschnitt oder die kurze Frist bis dorthin. Sobald wir dieses Hier und Jetzt nicht unter Kontrolle haben, empfinden wir keine Sicherheit. Wer langsamer geht, kann den Blick heben und in die Ferne schauen. Er sieht Dinge, die ihm zuvor gar nicht aufgefallen wären. Er wird weitsichtig. Die Sorgen schwinden. Versuchen Sie es selbst!

1. VON HUNDERT AUF NEUNZIG:

BEWEGUNG

Gehen statt rennen. Fahren statt rasen. Warum müssen wir uns immer so schnell von einem Ort zum anderen bewegen, warum uns bemühen, an mehreren Orten gleichzeitig zu sein? In der ersten Phase meines Selbstversuches werde ich mich deutlich langsamer fortbewegen.

Eigentlich habe ich es zu meinem Arbeitsplatz nicht weit. Ich kann mir meine Zeit als Freiberuflerin selbst einteilen, und mein Büro ist nur zwei Straßen von meiner Wohnung entfernt. Trotzdem stürme ich jeden Morgen, sobald ich die Kinder in die Schule gebracht habe, wie von der Tarantel gestochen an meinen Schreibtisch. Ich könnte ja einen wichtigen Anruf versäumen, womöglich eine E-Mail zu spät beantworten und dann erst recht keine Zeit mehr haben, den Text, an dem ich gerade sitze, weiterzuentwickeln. Auch mit dem Fotografen muss ich sprechen, der die Porträts von mir für den Klappentext vom Buchcover und die Werbematerialien gemacht hat, und meine Website aktualisieren. Eine Zeitung hatte angefragt, ob honorarfreie Bilder zur Verfügung stünden. Die Journalistin, die den Text dazu geschrieben hatte, musste ich zurückrufen, ganz zu schweigen von den unzähligen Kleinigkeiten, die für meine Kinder zu organisieren waren. Keine Zeit, keine Zeit.

Ich renne den Weg entlang zu dem Berliner Mietshaus, in dem sich mein Büro befindet, stemme mich gegen das hohe Eingangstor aus schwerem Holz und laufe durch die Einfahrt. Mein Rücken ist verspannt, die Stirn tief in Falten gelegt, der Nacken hart wie ein Brett. Ich bin in Kampfstimmung, noch bevor die Arbeit überhaupt begonnen hat. Durch mein Hirn rasen die Fakten, die ich in meiner Mail gleich aufzählen will. Meine Lippen formulieren lautlos das zweite Kapitel des Manuskripts, an dem ich gerade arbeite. Hinzu gesellt sich ein knurrender

Magen. Wie immer bin ich dem Irrglauben erlegen, ein Frühstück könnte ich mir angesichts meiner angespannten beruflichen Situation nicht leisten. Mehr als zwei Tassen grünlich schimmernden Kräutertees habe ich mir in der Früh nicht gegönnt. Und das alles, obwohl kein Mensch kontrolliert, ob ich die Erste am Arbeitsplatz bin. Keiner prüft nach, wie viele Stunden und zu welcher Tageszeit ich meine Tätigkeit verrichte.

Bis in das Hinterhaus, in dem sich meine Arbeitswohnung befindet, sind es nur wenige Schritte. Ich laufe die Treppen hinauf, schließe die Tür auf, renne ins Büro und stelle den Laptop auf den Schreibtisch. Hektisch setze ich in der Küche Wasser auf, gehe zurück ins Arbeitszimmer, schalte das Licht ein und setze gleichzeitig Computer, Drucker und Faxgerät in Gang. Mit Getöse starten die Maschinen. Der gerade noch so stille Raum ist plötzlich lärmerfüllt.

Kaum ist der Computer hochgefahren, habe ich in meinem Adressprogramm die Telefonnummer gefunden und greife auch schon zum Hörer. Inzwischen zittern meine Hände, so unterzuckert bin ich. Allein das Geräusch des Wassers, das angefangen hat zu kochen, hält mich davon ab, gleich die Nummer zu wählen. Ich gehe in die Küche und gieße mir erst einmal einen Kaffee auf. Der wird auch meinen Hunger stillen.

Warum muss ich eigentlich immer so rasen? Warum muss ich immer die Schnellste von allen, immer an vorderster Stelle sein? Selbst wenn ich mit dem Fahrrad unterwegs bin, fahre ich, nach Möglichkeit, so schnell ich kann. Eine Ampel, die auf Gelb schaltet, ist für mich eine glatte Herausforderung. Ich verlangsame mein Tempo nicht etwa und bremse allmählich ab, sondern trete erst recht in die Pedale. Ich möchte unbedingt noch über die Kreuzung kommen, bevor es Rot wird.

Das ist sogar meinem Mann zu viel. Er heißt Schrat, ist Künstler, und obwohl er wesentlich größer ist als ich, athletisch und kräftig gebaut, würde er sich nie so schnell fortbewegen, wie ich es tue. Erst neulich radelten wir – es war Abend und draußen längst dunkel geworden – gemeinsam zu einer Ausstellungseröffnung in der Akademie der Künste. Von Berlin-Mitte führt entlang der Spree ein malerischer Fahrradweg dorthin. Um diese Uhrzeit ist er kaum befahren. Passagierschiffe schippern in einigem Abstand auf dem Wasser vorüber, von manch einem klingt schwungvolle Musik herüber. Man kann die Menschen in den hell erleuchteten Kajüten feiern sehen. Aber ich hatte keinen Blick für solch romantische Stimmung.

»Warum um Himmels willen müssen wir so schnell fahren?«, rief Schrat mir zu.

»Was hast du gesagt?«, rief ich zurück. Tief über meinen Lenker gebeugt, raste ich voran. »Bin ich dir zu langsam?«

Es war wie bei dem Witz mit dem Schutzblech, doch zum Glück konnten wir das Missverständnis aufklären. Schrat schaffte es aufzuholen und seine Frage japsend zu wiederholen.

Ich drosselte sofort das Tempo: »Ich dachte, ich sei dir zu langsam.«

»Keineswegs«, sagte er. »Ich komme kaum hinterher.« Ich richtete mich auf, passte mich Schrats Geschwindigkeit an, und geruhsam fuhren wir nebeneinander weiter.

Ich bin durchdrungen von dem Gefühl, schnell sein zu müssen. Ich denke, das werde von mir erwartet. Eile tut not. Schnelligkeit ist Effizienz. Wer rasch arbeitet, ist früher fertig. Die Ersten werden die Besten sein. Sogar bei der Planung von Berufs- oder gar Ferienreisen lege ich es darauf an, möglichst bald nach der Abfahrt auch schon am Ziel zu sein. Bloß nicht zu lange unterwegs sein, um Himmels willen nicht zu spät kommen. Pünktlichkeit geht über alles.

Woher kommt dieser Wahn? Ist es sinnloser Leistungsdruck? Eine Art Kampfstimmung, in die ich als Freiberuflerin unbewusst geraten bin? Ist es Existenzangst? Am Ende kommt die Anspannung gar nicht von außen, sondern ist eine Art innerer Gehorsam? Vielleicht habe ich es geerbt? Ein Teil meiner Familie hat im Zweiten Weltkrieg alles verloren und musste fliehen. Viele Flüchtlinge blieben ihr Leben lang der festen Überzeugung, ihr Geld würde prinzipiell nicht reichen, sie würden nie wieder auf einen grünen Zweig kommen. Entsprechend erzogen sie ihre Kinder. Steckt mir das vielleicht in den Knochen? Davon müsste man sich doch am allerleichtesten verabschieden können.

Leider ist es nicht nur ein individuell bestimmter, innerer Drang, der uns zur Schnelligkeit antreibt. Der Druck kommt von allen Seiten. Und er wächst täglich. Fast jeder hat heute ein Faxgerät, Internetzugang und mobile Telefone zur Verfügung, wir können schnell miteinander kommunizieren, von nahezu jedem Ort der Welt in Sekunden mit fast jedem anderen Ort der Welt Kontakt aufnehmen und uns mühelos über alles informieren. Wir können uns rasch von einer Stadt in die nächste bewegen, haben zu Hause Gefrierschränke, Mikrowellen, Fernseher, Video- und DVD-Beamer – können schnell kochen, schnell essen, uns schnell und unmittelbar ablenken und vergnügen. All das dient einer enormen Zeitersparnis, und jeder von uns müsste jede Menge freie Zeit übrig haben, doch das Gegenteil ist der Fall. Wir kennen alles, nur keine Muße.

Auch die Maßstäbe ändern sich pausenlos. Immer wieder aufs Neue müssen wir uns fragen, ob wir gut in der Zeit liegen oder hinterherhinken. Ich fühle mich, als befände ich mich ständig im Wettkampf, in Konkurrenz zu den anderen und der ganzen Welt. Manchmal denke ich, es seien die Maschinen, mit denen ich es aufzunehmen suche. Als müsste ich schneller als all die Geräte agieren, die mir die Arbeit doch eigentlich abnehmen sollten. Wer schneller ist, ist einfach besser.

Besonders stark fällt die ständige Zunahme an Geschwindigkeit – so banal das klingt – auf der Autobahn auf. Mein Sohn Murkel und meine Tochter Mücke sind inzwischen Schulkinder und haben gelernt, sich unterwegs im Auto gut die Zeit zu vertreiben, doch bis vor wenigen Jahren erwiesen sie sich auf längeren Fahrten noch als unerträglich. Sie schrien und quengelten, gaben maximal eine halbe Stunde lang Ruhe, und es kostete alle Kraft, sie über größere Zeiträume abzulenken und zu unterhalten. Kaum hatten wir die Autobahn erreicht, kam auch schon die Frage, wann wir, bitte schön, endlich ankämen. Angesichts einer Fahrt von Berlin nach München, die auch ohne Stau einige Stunden lang dauert, gehen derlei Geduldsproben schnell an die Substanz. Ich vermied also für einige Jahre solche Reisen und suchte mir Ziele, die nicht so weit entfernt lagen.

Mit der Zeit wurden die Kinder verständiger, hörten unterwegs Geschichten an oder lasen Bücher, und frohgemut wagte ich mich wieder an längere Strecken. Doch der Verkehr hatte sich inzwischen radikal verändert. Obwohl meine Auszeit maximal fünf Jahre gedauert hatte, fuhren alle Autos – so schien es mir – plötzlich deutlich schneller. Während das Durchschnittstempo früher bei 100 oder 110 Stundenkilometern lag und man mit 120 geradezu raste, war diese Geschwindigkeit auf einmal normal. Die meisten, ja, man muss sagen, fast alle fuhren 140 oder gar 180. Es war ein Schock. Ich fühlte mich, als sei ich plötzlich in einem fremden Land. Selbst schwere Transporter rasten seelenruhig mit Tempo 140 über die Autobahn.

Auch das Fahrverhalten hatte sich drastisch verändert. Während man früher sanft mit der Lichthupe verscheucht worden war, wurde ich jetzt einfach rechts überholt. Die Fahrer näherten sich in rasendem Tempo auf der Überholspur, blinkten kurz auf, und wenn ich nicht sofort auswich, fuhren sie mit unverminderter Geschwindigkeit auf der rechten Spur an mir vorbei. Es war beängstigend. Wenn ich mich, zurück vom Tanken oder von einem Rastplatz, wieder in den normalen Verkehr einordnen musste, kam ich kaum mehr auf die Autobahn. Die Fahrer ließen mich einfach nicht hinein, als führen sie im Kreisverkehr einer Großstadt. Bisweilen kam ich auf der Zufahrt zum Stehen und musste ausharren, bis die Straße ganz frei war. Höchstens Lastwagenfahrer brachten bei solchen Gelegenheiten den Mut auf, in die Überholspur zu wechseln, den übrigen Verkehr auszubremsen und mich freundlich winkend zurück auf die Autobahn zu lassen.

Am schlimmsten war das Verhalten auf den neueren Autobahnen, die erst im Zuge der Wende entstanden oder ausgebaut worden und vielen Fahrern noch unbekannt waren. Auf der Rückfahrt von den Osterferien, die wir bei Verwandten im Südwesten am Neckar verbracht hatten, fuhr ich mit den Kindern über die A 71. Diese Autobahn wurde eigens in den neunziger Jahren erschlossen und gilt mit zehn Millionen Euro pro Kilometer als eine der teuersten Straßen, die in Deutschland je gebaut wurden. Sie führt quer durch den Thüringer Wald und ist traumhaft schön. Über lange Strecken geht es für die Autofahrer steil bergauf, um sie dann in weiten Serpentinen ganz allmählich wieder talwärts zu geleiten. Rechts und links wechseln sich, so weit das Auge reicht, dicht bewaldete Höhen mit wenigen Ackerflächen ab. Man hat eine wunderbare Aussicht.

Um die Höhenunterschiede auszugleichen, sind für die A 71 zahlreiche Tunnel gebaut worden. Einige von ihnen sind selbst für europäische Verhältnisse ungewöhnlich lang. Einer misst knapp achttausend Meter und ist der längste Straßentunnel Deutschlands. Nach dem Gran-Sasso-Tunnel, dem Plabutschtunnel sowie dem Seelisbergtunnel in der Schweiz und Italien gilt er als der viertlängste zweiröhrige Straßentunnel Europas. Auch der drittlängste Tunnel Deutschlands befindet sich auf dieser Strecke. Er wurde nach dem Berg Bock benannt und misst fast dreitausend Meter.

Gerade die Tunneldurchfahrten waren für die Kinder und mich besonders aufregend. Normalerweise sieht man, kurz nachdem man in so eine Unterführung hineingefahren ist, auch schon ihr Ende und folgt hoffnungsfroh dem Tageslicht. Nicht so auf der A71. Hier sind die Tunnel wie Stollen. Der Ausgang, das tröstlich-helle Rund, das einen zurück in den Tag geleitet, ist lange Zeit überhaupt nicht auszumachen. Meine Kinder fanden das ungeheuer spannend. Jedes Mal, wenn wir wieder in einen Tunnel hineingefahren waren, spielten wir, dass wir nie wieder aus dieser dunklen Tiefe herausfinden würden. Wir stellten uns vor, wie es wäre, für immer unter der Erde zu hausen. Ob unsere Augen sich allmählich an die Dunkelheit gewöhnen und bald gar kein Licht mehr brauchen würden? Vielleicht würden wir nach einigen Wochen gar nicht wieder ins Helle zurückwollen. Ob uns der Rest der Welt hier unten bald vergessen hätte? Wer von uns dreien als Erster Tageslicht entdeckte, kündete es lauthals an. Was für eine Freude, wenn wir endlich wieder im Freien waren! Draußen schien die Sonne, wir lachten und jubelten überschwänglich, benahmen uns wie Bergleute, die aus einem eingestürzten Stollen befreit worden waren.

Doch plötzlich war es mit der fröhlichen Stimmung vorbei. Wir fuhren gerade durch den Rennsteigtunnel und konnten den Ausgang schon sehen. Da die Straße auch innerhalb des Tunnels recht steil verläuft, fuhr ich nicht sonderlich schnell. Es werden vielleicht achtzig Stundenkilometer gewesen sein, was übrigens auch der Geschwindigkeitsbegrenzung entsprach. Auf einmal ertönte hinter mir ein grässliches Hupen, so laut, dass alles um uns herum vibrierte. Verschreckt sah ich auf, blickte in den Rückspiegel und erkannte die Umrisse eines riesigen Lasters. Der Fahrer war so dicht aufgefahren, dass er mir fast durch die Heckscheibe sprang. Gleich würde er uns zermalmen. Panisch dachte ich an die Frau, die mit ihrem Zweijährigen in einem Kleinwagen einige Wochen zuvor von einem DaimlerChrysler-Testfahrer von der Autobahn gedrängt worden war. Irgendwo auf der A5 bei Karlsruhe muss es gewesen sein, ich hatte nur flüchtig im Radio davon gehört. Die Frau geriet in ein Waldstück neben der Autobahn, der Wagen zerschellte an den Bäumen, und beide Insassen waren tot. Der Fahrer des anderen Wagens raste einfach weiter. Als man ihn fasste, gab er an, er sei 220 bis 250 Stundenkilometer gefahren.

Ich riss mein Lenkrad herum und versuchte, so schnell wie möglich auf die Überholspur auszuweichen. Im letzten Augenblick erkannte ich links hinter uns einen Pkw, der sich aus dem Halbdunkel des Tunnels löste und ebenfalls in rasender Geschwindigkeit näher kam. Aufgebracht beschoss der Fahrer uns mit Lichtzeichen. Ich krallte die Finger um das Lenkrad und blickte starr geradeaus. Jetzt bloß keine falsche Bewegung, dachte ich. Gleich sitzt der Laster auf uns drauf. Hoffentlich sind wir alle angeschnallt.

Da zischte der Pkw schon an uns vorbei. Ich fing an zu zittern, versuchte Gas zu geben, doch der Hang war zu steil. Wir kamen einfach nicht schneller voran.

»Was ist los?«, fragte Murkel von hinten. »Warum fährst du so langsam?«

Jetzt geriet der Lastwagenfahrer richtig in Rage. Er hupte erneut, wechselte schließlich die Spur und zog unter donnerndem Getöse an mir vorbei. Wie das Gebrüll eines wütenden Elefantenbullen hallte der Lärm durch die Tunnelröhre. Kurz darauf wurde es um uns herum hell. Wir waren im Freien, uns war nichts passiert, von dem Laster nur noch die Rückleuchten zu sehen, aber mir schlotterten die Knie. Ich fuhr auf die nächstbeste Ausweichstelle und hielt den Wagen an. An Weiterfahren war vorerst nicht zu denken.

Nachdem ich den Motor ausgeschaltet hatte, war es plötzlich ganz still. Selbst die Kinder schwiegen. Kein

Auto fuhr an uns vorbei. Wir waren vollkommen allein. Ich zitterte. Was war das gewesen? Ein Spuk oder ein Angriff? Was wäre passiert, wenn ich falsch reagiert hätte? Keiner hätte mir geglaubt, dass ein Lastwagenfahrer versucht, eine Frau mit zwei Kleinkindern im Wagen von der Fahrbahn zu scheuchen. Und der andere Fahrer? Was hätte der dazu gesagt? Doch so schnell, wie der vorbeigefahren war, wäre er längst über alle Berge gewesen.

Müssen wir wirklich derart rasen? Deutschlands Autobahnen sind dafür bekannt, dass man auf ihnen nahezu unbegrenzt schnell fahren darf, schneller als irgendwo sonst auf der Welt. Es gibt Reiseunternehmen, die mit entsprechenden Angeboten werben. Ihre Kunden – Amerikaner, Mexikaner, Australier – kommen eigens nach Deutschland, um einmal einen Geschwindigkeitsrausch erleben zu können. Sie fliegen nach München, mieten sich einen Leihwagen und rasen damit quer durch die Republik nach Hamburg. Dort übernachten sie und brausen am nächsten Tag über Köln, Bonn und Frankfurt am Main zurück. In München geben sie ihr Auto ab und reisen zum Ausspannen an den Gardasee. Hört sich, gerade im Zeitalter des Mangels an nachwachsenden Ressourcen, nach komplettem Wahnsinn an, aber das scheint niemanden zu stören. Eher gilt das altbekannte *Kraftwerk*-Lied: »Fahr'n, fahr'n, fahr'n auf der Autobahn«, und das, bitt'schön, nicht zu langsam.

Damit uns die Unfallstatistik nicht den Spaß an der Raserei verdirbt, zwingt man nicht etwa die Autofahrer, ihr Tempo zu drosseln, sondern zieht die Autoindustrie zur Verantwortung. Die weiß, wie man reagieren muss. Sie stellt keine langsameren Fortbewegungsmittel her, sondern setzt verstärkt auf Sicherheit. Die Motoren werden immer stärker, aber es passieren weniger tödliche Unfälle. Na, großartig!

Ich kenne den Rausch, den Geschwindigkeit auslöst. Ich selbst liebe es, in einem Auto zu sitzen, in dem man in die Rückenlehne gepresst wird, wenn der Fahrer Gas gibt. Das Herz scheint kurz stehenzubleiben. Adrenalin schießt ins Blut. Es ist ein Gefühl wie auf der Achterbahn. Man möchte noch mehr davon. Aber ich kenne auch den Schreck, den Beschleunigung auslöst, besonders wenn sie unkontrollierbar wird.

Wenn unsere Autos nicht so schnell fahren könnten und in Deutschland strengere Tempolimits herrschten, würden wir auch weniger rasen. Wenn die Autobahnen nicht so gut ausgebaut wären, kämen wir nicht so schnell voran. Wir würden auf längeren Strecken den Autopiloten einschalten, der uns daran hindert, das Limit zu überschreiten, uns im Sessel zurücklehnen und uns auf eine geruhsame Fahrt einlassen. Und wenn uns die neuen Navigationssysteme nicht suggerieren würden, dass die Strecke Berlin–München in fünf Stunden zu bewältigen ist, würden wir auch nicht versuchen, solchen Ansprüchen zu genügen. Wir könnten das Unterwegssein genießen, vielleicht die Rapsfelder und Hopfenstauden rechts und links der Autobahn bewundern.

Unsere Gier nach Schnelligkeit ist außer Kontrolle geraten. Wir kennen keine Grenzen mehr. Ich muss an den Philosophen Paul Virilio denken, der in seinem bekannten Aufsatz *Fahren, fahren, fahren* die Lust an der Geschwindigkeit als Aggression bezeichnet. Sie hatte, seinen Worten nach, von Beginn an kein anderes Ziel als Krieg und Zerstörung. »Der Maschinen-Mensch des Altertums, der Relais-Mensch des 18. Jahrhunderts werden im Zuge der Militarisierung der europäischen Gesellschaften zum Projektil-Menschen des 19. Jahrhunderts: zur ursprünglichen Geschwindigkeit des zahmen Körpers tritt, gesteuert von der logistischen Revolution der Armeen, der Nationen, seine technische Beschleunigungsart. ›Die Armee ist eine riesige Granate, die der Generalstab abfeuert‹, sagte der Kommunarden-General Cluseret.«

Doch auf Virilio hat keiner gehört. Die Sucht nach Mobilität hat weiter zugenommen. Wir fliegen heute selbstverständlich für einen zweistündigen Termin nach Köln oder Hamburg und reisen für eine Woche nach New York. Von Zweckmäßigkeit, Genuss oder gar von Umweltschonung kann dabei keine Rede sein. Als mein Studienkollege Franz – er hatte Jura studiert – gleich nach dem Refendariat in einer erfolgreichen Berliner Anwaltskanzlei landete, schnell mit aufregenden Fällen betraut und kreuz und quer durch die Welt geschickt wurde, um seine Mandanten zu treffen und ich ihm ein halbes Jahr später zu dem schnellen Start gratulierte, klagte er nur, wie anstrengend der Job sei: »Am Anfang ist es toll. Du fliegst durch die ganze Weltgeschichte, triffst hier jemanden, dort jemanden, trägst Anzug und Krawatte und bist ungeheuer wichtig. Aber im Grunde ist es scheußlich. Gestern musste ich für einen Mandanten nach Hamburg, stand dort drei Stunden in einer zugigen Montagehalle herum, bekam einen lauwarmen Kaffee, musste mit lauter unzufriedenen Menschen reden, mich dann sputen, rechtzeitig meinen Flieger zurück nach Berlin erwischen, und habe schon auf der Rückreise hektisch die ersten Notizen in meinen Laptop gehackt. Abends lag ich mit einer Erkältung im Bett. Aber heute früh ging es gleich weiter. Ich bin in die Kanzlei, habe der Sekretärin die nötigen Details zu Protokoll gegeben und mich von meinen Kollegen für die nächste Sache briefen lassen. Morgen muss ich nach Paris, von dort weiter nach London. Der Spaß an dem Job ist mir längst vergangen.«

Dieser Wahnsinn herrscht keineswegs nur im Berufsleben. Längst ist die allgemein erwartete Mobilität ins Privatleben übergeschwappt. Wer in den Ferien nicht verreist, hat keinen Urlaub gemacht, wer sich nicht eilig genug fortbewegt, lebt hinter dem Mond. Colin Beavan, der in seinem wunderbaren Buch *Barfuß in Manhattan* beschreibt, wie er ein Jahr lang versucht mit seiner Familie in New York konsequent klimaneutral zu leben, schildert eindrücklich die Hektik, die regelmäßig in den USA ausbricht, wenn das traditionelle, allherbstliche Familienfest Thanksgiving naht: »Die Reiserei an Thanksgiving ist Stress. Genau genommen ist Reisen überhaupt Stress. Man muss packen, das Auto abholen, sich etwas ausdenken, damit die Kinder ein paar Stunden lang ruhig sind, sich durch den Feiertagsverkehr kämpfen, auf verspätete Flüge warten und einen Internetanschluss finden, damit man bei seinen Mails auf dem Laufenden bleibt. Wenn man dann endlich angekommen ist, müssen alle sofort gute Laune zelebrieren, denn man ist ja nur kurze Zeit da. Man hat nicht einmal Zeit für ein Nickerchen. Und dann ist es schon wieder vorbei, und man muss sich auf den (ebenso stressigen) Heimweg machen.«

In der ersten Phase meines Selbstversuches habe ich mich bemüht, meine Mobilität generell einzuschränken. Ich bin langsamer Fahrrad gefahren, habe mich im Auto strikt an die gebotene Geschwindigkeitsbegrenzung gehalten und auf der Autobahn nach Möglichkeit an ein

Tempo von durchschnittlich hundert Stundenkilometern. Keiner muss der Erste am Ziel sein, bete ich mir leise vor, wenn ich abends gelegentlich in den Berufsverkehr gerate: Wir wollen alle nur nach Hause und dort sicher ankommen.

Da ich an Reisefieber kranke, störte mich meine eingeschränkte Mobilität nicht im Geringsten. Sie fiel mir sogar kaum auf. Zu meinen Lesungen fuhr ich meist mit dem Zug, und die geruhsameren Autofahrten wirkten beruhigend auf meine Nerven. Da ich unterwegs gern Hörbüchern oder -spielen lausche, freute ich mich, dass ich dank der Mehrstunden, die mir meine langsame Fahrweise bescherte, endlich die Muße hatte, sie bis zum Ende zu hören. Es war ein Gewinn auf der ganzen Linie.

Auch wenn ich zu Fuß ging, habe ich mich bemüht, mein Tempo einzuschränken. Damit ich das in der täglichen Hektik nicht vergaß, baute ich mir bewusst kleine Hindernisse und Erinnerungen in den Alltag ein. Ich achtete darauf, auf dem morgendlichen Weg ins Büro jede Gehwegplatte einzeln zu betreten. Dazu musste ich den Blick senken, genau hinschauen, und mir fiel auf, wie unterschiedlich die einzelnen Platten aussahen. Sie sind, typisch für Berlin, aus grauem, glitzerndem Granit, eine lang und schmal, die nächste fast quadratisch. Von oben wirken sie glatt und einigermaßen eben, von unten hingegen hängen unbehauene, klobige Felsklötze daran. Jede Platte ist so unermesslich schwer, dass die Straßenarbeiter, wenn ein Rohr oder ein Kabel neu verlegt werden muss, ein eigens dazu erfundenes Werkzeug zum Einsatz bringen und wenigstens zu zweit sein müssen, um sie auch nur millimeterweise fortbewegen zu können. Von zwei Seiten packen sie den Stein mit einer überdimensionalen Eisenzange, stemmen ihn aus dem Boden und hieven ihn dann unter dem Einsatz der gesamten Körperkraft schrittweise zur Seite. Dort legen sie ihn vorsichtig ab.

Warum hat Berlin ein so tonnenschweres Pflaster? Die Granitplatten stammen aus Schweden. Sie waren das Ausgleichsgewicht für die Schiffe, die im 18. Jahrhundert Getreide in den Norden transportierten und leer über die Nord- und Ostsee zurückkehrten. Sicher und wohlbehalten im heimatlichen Hafen angekommen, wurden die schweren Steine abgeladen und die Schiffe wieder neu mit Roggen oder Weizen gefüllt. Die Steine waren praktisch ein Abfallprodukt und fanden in Form von Gehwegplatten eine sinnvolle Weiterverwendung. Nicht nur Berlins Bürgersteige wurden damit gepflastert, auch andere Orte und Städte im ehemals preußischen Umland erfreuen sich bis heute derart trittfester Wege – ein Zeichen für den schwunghaften Getreidehandel mit Skandinavien vor über zweihundert Jahren.

Mit den Jahren haben sich die Platten unterschiedlich stark abgesenkt. Der Kanten, über die man stolpern kann, gibt es viele. Ich wusste, dass zwei Straßen weiter ganze Gehwegabschnitte gesperrt wurden, weil die Pflastersteine neu ausgerichtet werden mussten. Das gehört offensichtlich zum Berliner Alltag: Absperrungen und Umleitungen, nur weil jede Platte angehoben, mit Sand und Kies unterfüttert und wieder korrekt abgelegt, also der Gehweg begradigt werden muss. Wären die Platten von anderer Beschaffenheit gewesen, hätten sie sich womöglich nicht in so eigenwilliger Manier abgesenkt. Mir gefiel diese Unordentlichkeit. Ich begann, die Berliner Pflastersteine zu mögen.

Für solche Beobachtungen hatte ich bei der Hast, mit der ich mich zuvor bewegt hatte, keine Muße. Auch das Mietshaus, in dem mein Büro ist, nahm ich nun erstmals richtig wahr. Früher befand sich hier eine Toreinfahrt, die Kutscher lenkten ihren Pferdewagen darauf zu und über die gesamte Breite des Vorderhauses hindurch bis in den Hinterhof. Entsprechend breit ist das Tor, in das die Eingangstür eingelassen ist. Es ist fest gezimmert aus dickem Holz, reliefverziert und tannengrün gestrichen. Sobald ich drin bin, kann ich die alten Steine riechen, mit denen die Einfahrt gepflastert wurde. Weit wölbt sich in makellosem Rundbogen der breite Torbau über meinem Kopf. Die Wände sind cremeweiß gekalkt. Damit es nicht so laut schallte, wenn die eisenbeschlagenen Räder über die Steine rumpelten, war der Boden entlang der Wagenspur einst durch Holzblöcke ersetzt worden. Der Geruch im Durchgang zum Hinterhof erinnerte mich an das Eingangsportal im Schloss meiner Großmutter im Allgäu, in dem ich als Kind regelmäßig die Sommerferien verbrachte. Ich erinnere mich noch ganz genau, wie wir quer über den mit Kies bestreuten Vorplatz durch sengende Sommerhitze auf das hohe Haus zu liefen. Ich höre noch das Geräusch, das die vielen kleinen Steine machten, wenn sie unter meinen Tritten links und rechts zur Seite gedrängt wurden. Kaum waren wir im Portal angekommen, umgab uns angenehme Kühle. Ein Geruch nach Staub, Steinen und nach altem Holz lag in der Luft. Auch nach Benzin oder Öl roch es dort, denn manchmal wurden hier auch die Autos abgestellt.

Einzig für meinen Mann und unsere Kinder ist meine neue Langsamkeit noch gewöhnungsbedürftig. Neulich fuhren wir mit dem Auto zur Verwandtschaft und mussten unterwegs tanken. Während ich ausstieg und nach dem Zapfhahn griff, schlüpften die Kinder in Jacken und Mützen und zogen mit Schrat auf den Spielplatz. Sie tobten durch den Sand, kletterten auf das Holzgerüst, das dort stand, und sausten übermütig kreischend die metallen glänzende Rutsche hinunter. Nach einiger Zeit wurde es Schrat kalt, und er wollte zurück ins Auto und weiter. Er hatte beobachtet, dass ich in das Tankstellengebäude verschwunden war, um zu bezahlen, dann aber nicht wieder herauskam. Allmählich wurde er ungeduldig. Wo bleibt meine Frau?, dachte er. Schon wollte er die Kinder allein lassen und nach mir schauen gehen, da sah er mich um die Ecke kommen. Ich bewegte mich wie in Zeitlupe. Unendlich langsam bog ich auf den Weg ein, der zum Spielplatz führte, jeder Schritt, jede einzelne Bewegung dauerte minutenlang. Ich lächelte ihm zu, winkte sogar hinüber, doch ich war noch lange nicht bei ihm angekommen. Schrat blickte mir stirnrunzelnd entgegen. Jetzt, dachte er, jetzt hat der Selbstversuch wirklich begonnen. Ab sofort bewegen wir uns alle nur noch wie die Schnecken. Ob man so trotzdem sein Ziel erreicht?

2. VON NEUNZIG AUF ACHTZIG:

ERNÄHRUNG

Warum müssen wir so schnell essen, warum wollen wir Tomaten in einer Jahreszeit verzehren, in der sie gar nicht wachsen, warum Mangos, die hierzulande gleich gar nicht gedeihen? Ich esse bewusst langsamer und versuche, mich ausschließlich von Produkten aus der Region zu ernähren.

Es ist Mittag, und ich habe noch maximal drei, eigentlich nur noch zweieinhalb Stunden, bis ich die Kinder von der Schule abholen muss. Heute geht es mit Murkel zum Zahnarzt; ich habe zum Glück noch einen Termin für ihn bekommen. Schon seit Tagen klagte er über Zahnschmerzen. Mücke ist zum Kindergeburtstag eingeladen. Eilig hatte ich mit ihr vor der Schule noch ein Geschenk ausgesucht, es rasch eingepackt und, während die Kinder an ihrem Müsli kauten, in Mückes Ranzen gestopft. Den musste ich nachher in der Schule einsammeln, damit sie ihn nicht mit zu der Geburtstagsparty schleppen muss.

Die Zeit drängt, aber ich komme nicht voran. Der Magen knurrt. Ich müsste dringend etwas essen. Wie schön wäre es, wenn sich jetzt mit beschwingter Pünktlichkeit die Küchentür öffnen und irgendeine gute Seele eine gefüllte Schüssel hereintragen würde, wenn ich mich an den gedeckten Tisch setzen und zum Beispiel eine köstliche Gemüsesuppe zu mir nehmen könnte. Vielleicht sollte ich zu dem Italiener eilen, der bei uns um die Ecke seine stadtbekannte Pasta anbietet, mittags sogar zu einem besonders günstigen Preis?

Doch das ist alles Unsinn. Ich kann mir kein Personal leisten, die Pizza ist ungesund und kostet unnötig viel Geld, und beim Italiener dauert es mir zu lange. Wer wenig Zeit und noch jede Menge zu erledigen hat, kann sich nicht entspannt in ein Lokal setzen und warten, bis ihm seine Bestellung serviert wird.

Im Gegenteil, es wird so enden wie immer: Gleich

reiße ich aufgebracht die Kühlschranktür auf, zerre Fleischwurst vom letzten Supermarkteinkauf aus der Frischhaltepackung, pappe sie mit ein wenig Butter auf ein altes Brötchen und stopfe alles eilig in mich hinein.

Mit meiner Ungeduld bin ich nicht allein. Wie lange ist der Deutsche durchschnittlich bereit, an einem Arbeitstag auf ein warmes Mittagessen zu warten? Sind es zehn Minuten, vielleicht zwölf? Wie lange darf die Pause insgesamt dauern? Eine halbe Stunde, maximal vierzig Minuten. Hans-Ulrich Grimm führt in seinem Bestseller *Die Suppe lügt* anschaulich vor Augen, dass es unmöglich ist, in dieser kurzen Zeit eine frisch zubereitete Mahlzeit auf den Tisch zu bringen. Alternativ listet er über viele Seiten unterschiedliche Geschmacksverstärker, Aroma- und Süßstoffe auf, die entwickelt wurden, damit ein Essen trotzdem so schmeckt, als ob die dazugehörigen Kräuter morgens im Garten geerntet wurden oder in der Hühnerbrühe ein echtes Huhn geschwommen hatte.

Grimm verschweigt seinen Lesern nicht, wie groß der Schaden ist, den man seinem Organismus mit diesen Fremdstoffen auf Dauer zufügt. Zwar wurden all diese chemischen Zutaten ursprünglich auf ihre Unschädlichkeit getestet, doch man ging damals keineswegs davon aus, dass sie in so großen Mengen verzehrt werden, wie es heutzutage üblich ist. So hat sich, nur um ein Beispiel zu nennen, der Verbrauch des Geschmacksverstärkers Glutamat in den letzten fünfzehn Jahren fast verdoppelt, von 800 000 auf 1,5 Millionen Tonnen weltweit. Zu finden ist diese Zutat in Tütensuppen, Schinken und fast jeder Salami, auch in Knabberkost wie Chips und Flips. »Glutamat ist so der wichtigste Zusatz der Nahrungsindustrie – und wohl auch derjenige mit den weitreichendsten Auswirkungen auf die Gesundheit. Die Hersteller beteuern zwar seine Unschädlichkeit. Doch viele Forscher sehen Glutamat als Hauptverdächtigen für viele Gesundheitsstörungen von vorübergehendem Unwohlsein bis zu dauerhaften Hirnschäden«, schreibt Grimm im Berliner *Tagesspiegel.*

Verlorengegangen sind uns auf diese Weise nicht nur der Genuss am Speisen und die gesunde Ernährung, sondern generell die Kenntnis davon, wie gutes Essen eigentlich schmeckt. Grimm erzählt in seinem Buch von Schulkindern, die auf Initiative Ernst-Ulrich Schassbergers, des Präsidenten der internationalen Köchevereinigung Eurotoques, regelmäßig auf ihren Geschmackssinn geprüft werden. Im Rahmen der Aktion kommen Köche in die Klassenzimmer und spielen mit den Kindern Kräuterraten. Die Schüler einer Schule in Berlin-Kreuzberg schossen in dem Wettbewerb den Vogel ab: »Auf Anhieb konnte dort die mineralreiche salzige Meeresalge als Meeresbohne benannt werden«, so Grimm. Eine Erklärung dafür war leicht zu finden. Achtzig Prozent dieser Schulkinder kamen aus Familien mit Migrationshintergrund. Bei ihnen zu Hause wird noch selbst gekocht und das meiste frisch zubereitet.

Seit ich eigene Kinder habe, achte ich darauf, dass sie sich einigermaßen gesund ernähren. Bei uns gibt es kaum Süßigkeiten, weder Limo noch Nutella. Aber ich möchte nicht wissen, was Murkel für einen Aufstand machen würde, wenn ich seine geliebte Tütensuppe abschaffen würde. Und selbstredend lümmeln auch immer ein paar Fertigpizzas in unserem Tiefkühlfach. Wenn Kinder Hunger haben, geht ihre Laune schlagartig in den Keller. Solange sie noch nicht sprechen können, fangen sie einfach an zu brüllen. Man muss sofort reagieren und hat keine Zeit, die klitzeklein gedruckte Nährwerttabelle auf Spinat- oder Fischstäbchen-Packungen zu studieren, um sie mit der Liste der Grimm'schen Kampfstoffe abzugleichen, die man dringend vermeiden muss.

Ich wusste auch ziemlich genau, dass ich in der zweiten Phase meiner selbstverordneten Verlangsamung nicht anfangen würde, Marmelade einzukochen oder selber Brot zu backen. Auch regelmäßige Besuche auf dem Biomarkt passten nicht in meinen Alltag, ganz zu schweigen von den Preisen, die man dort zahlen muss. Doch irgendetwas musste sich ändern. Ich wollte eine Möglichkeit finden, die Gerüche und Erinnerungen in mein Leben zurückzuholen, die mit genussreichem Essen verbunden waren, den Geschmack einer Brühe aus echten Rinderknochen oder den einer Suppe aus echtem Gemüse. Ich wollte wieder einmal Radieschen essen, die nicht nur nach Wasser schmecken, und einen Apfel entkernen, in den ein Wurm sein Loch gefressen hat. Ich wollte Salat und Tomaten zu mir nehmen, denen anzumerken war, dass sie gewisse Reifeprozesse durchlaufen hatten, bevor sie geerntet wurden und auf meinem Küchentisch gelandet waren. Zuvor hatte mein tägliches Mittagessen dem Totschlag gedient. Es galt, den Hunger zu erschlagen, damit ich ungestört weiterarbeiten konnte. So ging es nicht weiter.

Ich erinnere mich noch gut, wie es roch, wenn die alte Bäuerin auf dem Nachbarhof des Tiroler Ferienhauses meiner Eltern Brot gebacken hatte. Unzählige Sommer- und auch Winterwochen verbrachten wir dort oben in den Bergen. Die alte Frau hatte einen eigenen, zusätzlichen Ofen für ihre Bäckereien. Er stand außerhalb der Küche, rechts in der Ecke des Flurs. Im Winter konnte man dort auch Schuhe und Jacken wärmen, bevor es wieder hinausging in die Kälte und den haushohen Schnee. Die Bäuerin mengte Kräuter in den Teig und andere Raffinessen, deren Namen sie mir nie verraten hat. Es muss Kümmel dabei gewesen sein, denn das Brot schmeckte danach, wenn sie es, noch warm vom Backen, für uns aufschnitt und mit frischer Butter aus der Milch ihrer Kühe und herrlichem Waldhonig bestrich. Den Honig hatte sie beim Förster geholt, der nebenbei ein passionierter Imker war. Nie werde ich vergessen, wie köstlich diese Brote geschmeckt haben. Aber die alte Frau ist gestorben, und die Jungbauern backen nur noch selten. Das Haus wird zentral beheizt, keine zusätzliche Energiequelle mehr gebraucht, und der Ofen ist nur noch ein Schmuckstück.

Dabei handelt es sich um eines der ältesten Lebensmittel der Menschheitsgeschichte. Archäologischen Funden zufolge muss gesäuertes Brot etwa vor fünftausend Jahren bekannt geworden sein, unter anderem in Ägypten. Korn gemahlen, um daraus mit Wasser einen Teig herzustellen, haben die Menschen sogar schon vor dreißigtausend Jahren. Nördlich der Alpen wurden Hefeteige zur Brotherstellung erstmals 713 vor Christus nachgewiesen.

Man kann es der Menschheit nicht verdenken. Brot ist nahrhaft und ganz einfach herzustellen: Mehl, Hefe und Wasser werden rasch mit kühlen Händen zu einer festen Masse geknetet. Dann muss der Teig einige Stunden lang ruhen, damit die Hefe gehen kann. Diese Zeit kann man gut nutzen, um in Ruhe ein Feuer im Ofen zu entfachen, damit er im rechten Augenblick die zum Backen notwendige, gleichbleibende Temperatur erreicht hat. Wenn die Hefe ihre Wirkung getan hat, knetet man den Teig noch einmal tüchtig durch, legt ihn auf ein Blech und schiebt ihn in den warmen Ofen. In gut einer halben Stunde wird aus der unförmigen Masse ein wohlriechender, fest gebackener, brauner Laib.

Doch im Zuge der Industrialisierung stellte sich im 19. Jahrhundert heraus, dass man mit Hilfe von Maschinen sehr schnell sehr viel mehr Waren herstellen und produzieren konnte als früher. Dank der aufkommenden Eisenbahnen konnte man die Produkte rasend schnell in alle Teile des Landes, ja der Erde verteilen. Der Gewinn, der sich dabei erzielen ließ, stand in keiner Relation mehr zum körperlichen Einsatz eines Einzelnen. Nur was schnell geht – war die neue Regel –, bringt viel Geld.

Auch vor der Produktion von Nahrungsmitteln machte diese Entwicklung nicht halt. Essen muss schließlich jeder, Herstellung und Verkauf von Lebensmitteln wurden zum lukrativen Geschäft. Nur schnell musste es gehen. Und unverderblich sollten die Speisen sein. In dieser Zeit wurden viele neue Produkte entwickelt, die die Haltbarkeit von Nahrungsmitteln garantieren. Sie bestimmen heute noch unsere Küche und Einkaufslisten. So erfand der Franzose Hippolyte Mège-Mouriès 1871 die Margarine, 1886 Julius Maggi seine erste Fertigsuppe und später die nach ihm benannte Würze. Ab 1894 kam Dr. Rudolf-August Oetker mit dem Backpulver heraus, und in Holzminden entwickelte Wilhelm Haarmann damals das Vanillin. Auch in den USA gab es revolutionäre Erfindungen: 1886 rührte der Apotheker John Pemberton erstmals ein koffeinhaltiges Erfrischungsgetränk zusammen, Vorläufer jener braunen Brause, die später als Coca-Cola ihre Weltkarriere startete. Kurz darauf, 1890, erblickte der erste Kaugummi das Licht der Welt.

Auch die Herstellung von Brot galt es zu beschleunigen. Man entwickelte Maschinen, die den Teig kneteten und portionierten, Fließbänder, auf denen er rasch in den Ruheraum gebracht und, nach kurzem Verbleib, von dort automatisch in den Ofen geschoben wurde. Auch für die Verpackung, ja selbst das Schneiden war nun eine Maschine zuständig. Doch schon nach kürzester Zeit ging selbst das den Lebensmittelherstellern zu langsam. Sie machten sich Neuheiten zunutze, die das Gären des Teigs beschleunigten. Bald kam in den Brotfabriken nur noch künstliche Hefe zum Einsatz, Backpulver oder andere namenlose Treibmittel. Dann ging es dem Weizen an den Kragen. Wie könnte man hier Wachstum und Reife beeinflussen? Wie könnte man dort die Verarbeitung beschleunigen und die Ausgaben senken? Im Ergebnis wurde zunehmend Brot zum Verkauf angeboten, das als solches kaum mehr zu erkennen war. Wir erinnern uns alle an die Kritik an einem Discountmarkt, die unlängst aufbrandete, weil dort Brötchen zum Verkauf angeboten wurden, die innerhalb von drei Minuten fertig gebacken aus der Maschine plumpsten. Mit der Herstellung von nahrhaften Lebensmitteln hat das wirklich nichts zu tun. Entsprechende Unverträglichkeiten wie Allergien gegen Gluten sind heutzutage fast selbstverständlich geworden. Und das bei Brot, einem der alltäglichsten und gesündesten Nahrungsmittel überhaupt.

Gewisse Reifeprozesse bei der Herstellung von Lebensmitteln lassen sich nicht beschleunigen. Milch muss einige Stunden lang in der Wärme stehen, um Sahne abzusondern oder zu Dickmilch zu werden. Käse muss tagelang in der Salzlake liegen, um eine Kruste zu bilden und zu reifen, Früchte brauchen hinreichend Sonne und Licht, sonst bleiben sie vitaminarm und sind für den Verzehr nicht geeignet. Wein aus gewissen Rebsorten ist beinahe ungenießbar, wenn er gleich nach dem Keltern getrunken wird. Erst nach Jahren der Lagerung entwickelt er Geschmack und die ihm eigene Qualität und Besonderheit. Nicht zuletzt die Zubereitung und der Verzehr von Essen brauchen ihre Zeit. Unglaublich, aber wahr: Wir sind inzwischen kaum noch bereit, solche Reifeprozesse abzuwarten.

Kein Wunder, dass uns mehrmals wöchentlich zur ultimativen Primetime im Fernsehen ausgerechnet Kochsendungen geboten werden. Fernsehköche haben Kultstatus erworben. Sie nehmen uns das Kochen ab, die Zuschauer auf den Studiotribünen probieren das Essen für uns aus, und wir stillen in der passiven Betrachtung solcher Sendungen unsere leise Sehnsucht nach einer geruhsamen, genussvollen Mahlzeit. Denn selbst haben wir in unserem Alltag nicht mehr die Zeit, uns das entsprechende Essen zuzubereiten.

Bei meinen Recherchen stieß ich im Internet auf *Slow Food*. Diese Bewegung scheint sich genau das auf die Fahnen geschrieben zu haben, wonach ich auf der Suche war. Statt rascher Nahrungsmittelzubereitung und hastigem Essen, was unweigerlich daraus folgt und uns in seiner extremsten Form über Fast-Food-Restaurants angepriesen wird, setzten ihre Anhänger bewusst auf genussreiches Speisen. Ihre Nachricht war so klar wie einleuchtend: Wieso Äpfel aus Neuseeland essen, wenn man in einem Land lebt, wo Apfelbäume vor der Tür wachsen? Warum sollten wir in Berlin Milch trinken, die vom Bodensee kommt, warum griechischen Joghurt essen, solange es Joghurt aus Brandenburg zu kaufen gibt?

Ursprünglich stammt *Slow Food* aus Italien. 1989 von Carlo Petrini aus Bra nahe Turin im Piemont gegründet, warnen seine Anhänger vor der Globalisierung und dem Verlust des Geschmacks. Sie engagieren sich insbesondere für den Erhalt von regionalen Absatzmärkten. Ein Landwirt, der seine Tomaten nicht mehr vor Ort verkaufen kann, wird auch die Kultivierung einzelner Sorten vernachlässigen, die traditionell für seine Region spezifisch sind. Damit schwinden spezielle Formen der Weiterverarbeitung und nicht zuletzt die Gerichte, die aus solchen Tomaten zubereitet werden, und irgendwann gibt es niemanden mehr, der sie vermisst.

Ich recherchierte weiter und stieß auf die Website von *Märkische Kiste*, einer Gruppe von Biobauern aus dem Brandenburger Umland, die Berliner Städter mit regionalem Gemüse beliefern. Von solch einem Angebot hatte ich schon gehört. Meine Kusine, die auch mit Mann und zwei kleineren Kindern in Berlin lebt, hatte mir begeistert erzählt, sie würde sich jede Woche eine Kiste frisches Obst und Gemüse ins Haus liefern lassen. Besonders angenehm daran sei, dass ihr die Ware direkt in die Wohnung geliefert würde. Meine Kusine wohnt im dritten Stock.

Vielleicht war das die geeignete Methode, meinen neuen Ansprüchen an Langsamkeit und genussvolle Ernährung gerecht zu werden. Ich klickte mich zu der Seite »Kontakt« durch und studierte die Liste der Angebote. Sie war weitaus länger als erwartet. Ich hatte die Wahl zwischen einer Kiste mit rohkostgeeigneten Gemüsesorten und Salaten, regionaler Kost, bestehend aus Gemüse, Salat, Kräutern und Äpfel der Region, einer Mutter-Kind-Kiste mit einer Auswahl von Schonkost, ja sogar einer

Büro-Kiste, gefüllt mit Fingerfood querbeet: ideal für den Arbeitsplatz. Ich entschied mich für die Regional-Kiste, gab meine Adresse an, schickte die Bestellung ab und harrte der Dinge, die da kommen mögen.

Am nächsten Dienstag, es war zehn Uhr morgens, klingelte es Sturm. Ich ging zur Gegensprechanlage und nahm den Hörer ab. Einem Trompetenstoß gleich schallte mir ein fröhliches »Märkische Kiste« ins Ohr. Ich drückte den Knopf für den Summer und ließ den Lieferanten ins Haus. Sekunden später stand er vor meiner Wohnungstür, grün gewandet in Latzhose und Gummistiefel, dazu ein dicker Pulli. Seine Haare waren verstrubbelt, rot leuchteten die wettergegerbten Wangen – hier mitten in der Stadt eine Erscheinung der anderen Art. Mit rauen Händen drückte mir der freundliche Herr eine Kiste, gefüllt mit Obst und Gemüse, in den Arm, warf mir strahlend ein »Guten Appetit!« zu und war schon wieder auf und davon.

Neugierig schleppte ich die Box in die Küche. Sie war einigermaßen prosaisch. Ich hatte mir eine fest gezimmerte Holzkiste vorgestellt, an deren Brettern noch der Lehm von der letzten Kartoffelernte klebte. Von wegen: Mein tolles Gemüse wurde mir in grüner Hartplaste geliefert, eingeschlagen in einen Plastikbeutel. Der Inhalt war dafür grandios: fünf gelbe Mohrrüben und zwei dicke Pastinaken, die dank der Erdspuren, die an der schrumpeligen Oberfläche klebten, keinen Zweifel daran ließen, dass sie bis vor kurzem noch tief im märkischen Boden gesteckt hatten. Ein prächtiger Kürbis mit fester, grün-gelb gestreifter Schale, der schon in rohem Zustand an den Geschmack herbstlich-köstlicher, orangeroter Suppe erinnerte; dazu ein Bund glatter Petersilie und eine braune Papiertüte mit Steinchampignons. Und alles war kühl und roch nach Land, als sei es gerade erst geerntet worden.

Ich war so begeistert, dass ich sofort Schrat in die Küche rief. Im Gegensatz zu mir hat er sein Atelier in unserer Wohnung und arbeitet zu Hause. Er kam herein, griff nach den Pilzen und roch neugierig daran. Dann fischte er sich einen aus der Papiertüte, brach kurzerhand den Stiel ab, biss hinein und gab mir das andere Stück. Es schmeckte unglaublich gut. Kein Vergleich zu der Ware, die man gewöhnlich im Supermarkt erhält.

Schrat lugte in die Bio-Kiste, ob es darin noch mehr zu finden gab. Mit spitzen Fingern zog er ein Bund Bananen heraus. »Ah, die märkische Banane. Hier drei besonders hübsche Exemplare«, rief er entzückt. Ich musste lachen. Das hatte ich nun von meinem so fabelhaft ortsypischen Sortiment. Offenbar kauften die Anbieter, wenn ihnen das Angebot nicht abwechslungsreich genug erschien, ausgewählte Bio-Produkte aus anderen Regionen. Das musste ich unbedingt monieren. Lieber einen zweiten Kürbis als »märkische Bananen«.

Den Rest packte ich zufrieden in den Kühlschrank, und Schrat verzog sich wieder in sein Atelier. Mein Bedarf an Grünzeug war erst einmal gedeckt. Sollte es nicht für eine Woche reichen, könnte ich eine noch größere Kiste bestellen. Soweit der Website zu entnehmen war, gab es auch Butter, Eier, Milch, Brot und sehr viel mehr im Angebot, praktisch alles, was das Herz begehrt.

Kurze Zeit später machte ich mich an die Verwertung meiner Naturkost. Zuerst waren die Pastinaken dran. Während ich sie aus dem Kühlschrank fischte, ihre runzlige Haut unter fließendem Wasser abrieb und dann sparsam schälte, erinnerte ich mich an die Zeit, in der ich mit Schrat vorübergehend in England gelebt hatte. Während er an der Kunstschule der Londoner Universität seinen Master of Fine Arts machte, arbeitete ich als Auslandskorrespondentin für verschiedene deutschsprachige Zeitungen.

Damals, es war Ende der neunziger Jahre, hatten wir die Pastinake überhaupt erst kennengelernt. Als sie uns zum ersten Mal von Freunden serviert wurde, hatten wir nicht die geringste Ahnung, was das sei. Sie wird in England bevorzugt gar gekocht, mit Kartoffelmus vermischt und zu Fleisch serviert. Der leicht süßlich schmeckende Brei, der dann in Schüsseln dampfend auf dem Tisch steht, erinnert in Geschmack und Konsistenz an gestampfte Bataten, also Süßkartoffeln. Auf unsere neugierigen Blicke und Fragen hin reagierten unsere Gastgeber ihrerseits mit Erstaunen. Auf Englisch, erfuhren wir, hieße dieses Gemüse »parsnip«, wir müssten es aber eigentlich aus Deutschland kennen, denn es sei Importware und käme vom Kontinent. Eilfertig sprang der Hausherr vom gedeckten Tisch auf und zog ein deutsch-englisches Wörterbuch aus dem Bücherregal. Er schlug die passende Stelle nach und hielt sie mir unter die Nase: »Hier, sieh selbst. Das ist ein Wort aus eurer Muttersprache.«

Ungläubig las ich die deutsche Entsprechung: Pastinake. Wir hatten diese Vokabel noch nie gehört, geschweige denn je wissentlich ein Gemüse dieser Art verzehrt. Wenige Wochen später kamen Schrats Eltern zu Besuch aus Deutschland, und wir erzählten ihnen die Geschichte. Sie waren ebenso überrascht. Daraufhin erstand Schrat in einem Londoner Gartencenter ein Tütchen mit Parsnip-Samen, überreichte sie zum Abschied feierlich seinen Eltern und bat sie, das kostbare Saatgut versuchsweise in ihrem heimischen Kleingarten in Thüringen auszusäen.

Schon wenige Monate später konnten wir bei einem Besuch das Ergebnis bestaunen. Schrats Eltern hatten in ihrem Gärtchen tatsächlich Pastinaken geerntet. Das weißliche, rettichförmige Gemüse wuchs offenbar hervorragend in deutschem Boden. Schon begannen wir uns auszumalen, wie wir einen schwunghaften transkontinentalen Pastinaken-Import-Export-Handel aufziehen könnten. Unsere britischen Freunde würden wir – allein aus Dankbarkeit – selbstredend zu Vorzugspreisen beliefern.

Doch wir waren keineswegs die Einzigen, die die Pastinake neu entdeckt hatten. Nachdem wir aus England zurückgekehrt waren, gab es hierzulande schon einzelne Exemplare zu kaufen. In den ersten Jahren wurden sie noch in den Bio-Läden angeboten, doch inzwischen sind sie auch in gewöhnlichen Supermärkten zu haben. Ich bin über diese Entwicklung nicht unfroh. Das Dasein einer Thüringer Gemüsegärtnerin hatte – bei aller Romantik – nicht unbedingt meinem Lebenstraum entsprochen.

Ähnliche Erfahrungen machten wir im ja eigentlich gar nicht fernen England mit der Zuckerrübe. Sie wird dort zu Brei verkocht und gestampft und ist ein unverzichtbares Beiwerk für den Verzehr von sogenanntem Irish Stew, dem irischen Nationalgericht, das uns in London oft serviert wurde. Als wir Schrats Mutter von dieser exotischen Rübe erzählten, wusste sie allerdings sofort, was wir meinten. Zuckerrübe sei, erzählte sie, insbesondere in den entbehrungsreichen Jahren des Zweiten Weltkrieges sowie in der Nachkriegszeit fester Bestandteil des Speiseplans gewesen. Es sei manchmal wochen-, ja monatelang das einzige Gemüse gewesen, das es zu kaufen gab. Rübe gegart, Rübe als Mus, Rübe zubereitet wie ein paniertes Schnitzel – wo immer man mittags hinkam, roch es nach gekochter Zuckerrübe. Der Geschmack habe sich ihr unauslöschlich eingeprägt. Aber es erinnere sie bis heute an schlimme Zeiten, an Jahre, die von Verzicht und Verzweiflung geprägt waren. Schon den Geruch von Zuckerrüben fände sie bis heute entsetzlich. Solange sie nur die Wahl habe, zöge sie jede andere Gemüsesorte vor.

Das gab mir zu denken. Es existiert also eine ertragreiche und nahrhafte Gemüseart, die wir hierzulande mühelos anbauen, ernten und zu vielfältigen Gerichten verarbeiten könnten. Doch weil ihr Geruch an schlechte Zeiten erinnert, wird sie von vornehmlich älteren Menschen nicht mehr gern gegessen, und die nächste Generation lernt diese Gemüseart womöglich gar nicht erst kennen. Denn was wir nicht wissen, werden wir nicht suchen oder gar für unseren persönlichen Speiseplan auswählen, erst recht nicht, wenn es schnell gehen soll.

Für Murkel war der Gedanke keine Überraschung: »Kinder essen nicht gern, was sie nicht kennen, Mami« verkündete er altklug. Und Erwachsene essen besonders gern Gerichte, die sie an die Kindheit erinnern, dachte ich bei mir. Wenn es »wie bei Muttern schmeckt«, gilt das vielen als das wertvollste Gütesiegel.

Da hatte die gute alte Zuckerrübe bei uns schlechte Chancen, es sei denn, meine Generation, die den Krieg nicht erlebt hat, entdeckt sie neu, führt sie wieder ein, bereitet sie zu und serviert sie fröhlich-fidel beim nächsten Familienessen – weil ihr Geschmack zum Beispiel an eine sorglose Zeit in England erinnert. Oder an einen typischen britischen Sonntagslunch mit Londoner Freunden.

Genau das ist es, wofür sich *Slow Food* einsetzt: traditionelle Gerichte, altbekannte Geschmacksrichtungen, Erhalt von autochthonen Nahrungsmitteln. Inzwischen zählt die Slow-Food-Bewegung weltweit 100 000 Mitglieder. Als Petrini, Sohn eines Eisenbahners, Student der Soziologie und Lokalpolitiker in den Siebzigern anfing, sich für seine Bauern einzusetzen, stand er noch recht allein auf weiter Flur. Nun gut, hielt man ihm damals entgegen, er habe schon recht: Die Tomaten in den Supermärkten kämen aus Holland, aber dafür wären sie wesentlich billiger. Was sei dagegen einzuwenden?

Mitte der Achtziger kam Petrini dann der Aufruhr um einen Weinskandal zugute. Ausgerechnet bei der Herstellung des traditionellen Rotweins seiner Heimatregion, des berühmten Piemonteser Barolo, dessen Ursprünge man bis in 19. Jahrhundert zurückverfolgen kann und der als Wein der Könige gilt, stellte sich heraus, dass er mit Methanol gepanscht worden war.

Petrini reagierte prompt und gründete die *Gesellschaft der Freunde des Barolo*. Daraus entwickelte sich im Juli 1986 *Arcigola*, eine Vereinigung, die sich mit der Einrichtung einfacher Osterias und dem Angebot traditioneller Gerichte dem Schutz der regionalen Küche und ortstypischer Weine widmete. Schnell gewann Petrini eine Aufmerksamkeit, die über die Grenzen des Piemonts hinausging. Er gründete den Verlag *Gambero Rosso*, der bis heute jährlich den wichtigsten Weinführer Italiens herausgibt. Und als die Imbiss-Kette *McDonald's* in demselben Jahr ausgerechnet an der Piazza Navona in Rom, einer der herrlichsten barocken Platzanlagen der Stadt, die von einem prächtigen, figurenreichen Brunnen geziert wird, eine Filiale eröffnete, gab Petrini gemeinsam mit ein paar spottlustigen Journalisten übermütig Kontra. In einer spektakulären Aktion lud er nicht weit von der Piazza zu Füßen der Spanischen Treppe zu einem öffentlichen Spaghettiessen ein. Mit dem sinnenfrohen Mahl unter freiem Himmel protestierte er gegen den Verkauf vorproduzierter Hamburger und Fritten, Coca-Cola und Sprite, typischer Produkte der amerikanischen Fast-Food-Industrie. An diesem Tag wurde auch der Name von Petrinis Bewegung gekürt: *Slow Food* im Gegensatz zu *Fast Food*.

Petrini wehrte sich gegen die Simplifizierung der Ernährung, aber seine Aktionen, das betont er bis heute, waren nie aggressiv. Er führt keinen Don-Quichotte-Kampf gegen die Windmühlen der Nahrungsmittelindustrie und absurd lange Transportwege. Er möchte das Augenmerk einfach auf den Reichtum unserer Natur lenken, auf die Vielfalt unserer kulinarischen Genüsse, die davon lebt, dass es Unterschiede gibt. Er rief den *Salone del Gusto* (Salon des Geschmacks) in Turin ins Leben und die gastronomische *Università di Scienze Gastronomiche* in Pollenzo. Er ermunterte dazu, sich mit Verstand zu ernähren und das einzigartige Vergnügen, das ein köstliches Essen bereitet, zu bewahren. Kein Wunder, dass das Manifest seiner Bewegung schließlich am 9. Dezember 1989 in Paris verfasst und gemeinschaftlich unterschrieben wurde. In keinem Land der Welt sind Essen und sinnliche Genüsse schließlich ein so unverzichtbarer Bestandteil des Lebens wie in Frankreich.

Slow Food ist inzwischen in 45 Ländern vertreten. Die Non-Profit-Organisation fördert und unterstützt das internationale Bauernnetzwerk *Terra Madre*, deren Vertreter sich jährlich zu Tausenden in Turin versammeln. 2009 wurde auf der Berlinale der gleichnamige Dokumentarfilm von Ermanno Olmi uraufgeführt. Die Idee der Bewegung hat keineswegs nur mit Langsamkeit zu tun. Obwohl seine Vertreter eine Schnecke zum Symbol wählten und selbstredend ein entspanntes Abendessen, das in Ruhe eingenommen wird, einen größeren Genuss darstellt als hastige Nahrungsaufnahme zwischen Tür und Angel, ging und geht es Petrini und seinen Leuten weniger um Entschleunigung. Im Mittelpunkt ihrer Bestrebungen stehen die Pflege der Tischkultur und eine gesunde Ernährung aus hochwertigen und schmackhaften Lebensmitteln. Ihr Ziel ist letztlich die Steigerung von Lebensqualität – und das für jeden Einzelnen.

Die australischen Autoren Wendy Parkins und Geoffrey Craig, die den Ursprüngen der Bewegung jüngst im Rahmen eines Forschungsaufenthaltes vor Ort nachgegangen sind, bekräftigen in ihrem Buch *Slow Living*: »Vor allem aber ist es der Versuch, ein bedeutungsvolles, zukunftsfähiges, überlegtes und genussvolles Leben in der Gegenwart zu führen.«

Die Philosophie von *Slow Food* hat stark dazu beigetragen, dass sich der Ruf nach Entschleunigung systematisch auf alle Lebensbereiche ausgeweitet hat. Nicht zuletzt die Ideen des *Slow Living*, der Anspruch, langsamer zu leben, und *Città Slow*, der Versuch, eine Umgebung dafür zu schaffen und Orte auszuzeichnen, in denen das auch möglich ist, gehen unmittelbar auf Petrinis Ideen zurück. So findet sich bei Parkins und Craig folgerichtig einige Seiten weiter der Hinweis: »Wir wollen gleich klarstellen, dass langsames Leben keinen einheitlichen oder vorab festgelegten Inhalt hat, sondern sich ganz unterschiedlich in Subjekten oder Betätigungen materialisiert (…). Prototypisch für langsames Leben ist eine Praxis, die einen besonnenen Umgang mit der Zeit pflegt und auf diesem Wege Sinn und Genuss in den Alltag einbringt.«

Leider hat *Slow Food* über die Jahre den Ruf bekommen, elitär und damit den Menschen vorbehalten zu sein, die sich solch einen Lebensstil leisten können. Das liegt nicht zuletzt daran, dass die Produkte, deren Verkauf sie unterstützt, meist grundsätzlich teurer sind. Auch haben sich viele Restaurantbesitzer und Sterneköche die Idee auf ihre Fahnen geschrieben und verlangen entsprechende Preise für die Gerichte aus dieser Art Küche. Genuss und Tischkultur haben per se den Nimbus von Reichtum, und sei es allein der Reichtum an Zeit. Die Kraft einer Idee ist eben immer auch ihre Schwäche.

Doch Petrini – inzwischen ist er 62 Jahre alt, hat den Vorsitz von *Slow Food* Italien weitergegeben und widmet sich der Präsidentschaft der internationalen Bewegung – hält tapfer dagegen an. In seinen Interviews, wie zuletzt im November 2010 in der *Frankfurter Allgemeinen Sonntagszeitung* im Gespräch mit Ursula Heinzelmann, bekräftigt er weiterhin, sein Bestreben sei die Unterstützung der Bauern und der Erhalt der einfachen Küche: »Es geht darum, die lokale Wirtschaft zu stärken, die Ernährungssouveränität, die Biodiversität zu verteidigen und den Bauern Gerechtigkeit zu verschaffen.«

Seine Überzeugung und sein ganzes Auftreten wirken ausgesprochen sympathisch. Auch mir will nicht in den Kopf, warum regionale Kost teurer sein sollte als importierte Ware. Selbst wenn das der Fall sein sollte, ist ein Apfel, den ich mir vom Baum gepflückt habe und kurz darauf verspeise, so viel gesünder, dass er seinen Preis allemal wert ist. Solche Lebensmittel wird man anders wertschätzen, umfassend verwerten und schon gar nicht wegwerfen.

Aber nachdem ich die einzelnen Beträge studiert hatte, die unser neuer Bio-Lieferant für Fleisch, Käse, Fruchtsäfte oder gar Wein verlangte, traute ich mich nicht, unseren wöchentlichen Bedarf an Lebensmitteln komplett mit Hilfe seines Angebotes zu decken. Ich fürchtete, das würde unser Budget übersteigen. Die übrigen Nahrungsmittel, die wir benötigten, würden wir also wie gewohnt weiter im normalen Supermarkt besorgen.

Während ich über all das nachdachte, zerkleinerte ich sorgfältig meine Brandenburger Pastinaken und brachte sie zum Kochen. Ich setzte Kartoffeln auf, wusch die Petersilie und zerhäckselte sie. Nachdem das Gemüse gar geworden war, schälte ich die Kartoffeln, zerkleinerte alles mit dem Pürierstab und schmeckte das Mus zu guter Letzt mit Butter, Salz und Muskat ab. Es roch herrlich. Ich füllte alles in eine Schüssel, streute die frische Petersilie darüber, stellte zwei Teller auf den Tisch und fragte Schrat, ob er Lust habe, mit mir zu Mittag zu essen. Er ließ sich nicht lange bitten.

Eine Stunde später saß ich wieder an meinem Schreibtisch. Die Zubereitung der Pastinaken hatte etwa dreißig Minuten gedauert, dazu die Kartoffeln – mir blieb nicht mehr viel Zeit zum Arbeiten. Auch der Gang in mein kleines Büro hatte sich wegen meiner neuen Gehgeschwindigkeit hingezogen. Aber ich hatte frisch zubereitetes, märkisches Gemüse gegessen, und es hatte wunderbar geschmeckt. Darüber hinaus hatte ich Anlass gehabt, mit meinem Liebsten in Erinnerungen zu schwelgen.

»Schmeckt wie in England«, hatte er zu meinem Gericht gesagt. Und es war nicht ironisch gemeint.

Einige Tage später kam ich mittags in die Küche und überraschte meinen Mann im Kampf mit einem Kürbis. Er hatte seinen Pullover ausgezogen, sich mit einem Messer bewaffnet und stand schwitzend und mit hochrotem Gesicht vor dem Holzbrett, auf dem wir gewöhnlich das Gemüse kleinschneiden. Auf dem Brett ruhte arglos der gestreifte Spaghettikürbis, den uns die *Märkische Naturkost* ins Haus gebracht hatte. Seine Schale wies allerdings schon einige Angriffsspuren auf. »Ich wollte dir eine Kürbissuppe kochen, aber dieses Biest ist so hart«, schnaufte Schrat. »Ich weiß nicht, wie ich es in den Topf kriegen soll.« Neben dem Brett lag eine ganze Batterie von Küchenwerkzeugen. Das kleine Obstmesser mit dem hellblauen Kunststoffgriff, das Brotmesser mit seinem gezackten Sägeblatt, das vornehm weiß schimmernde Porzellanmesser, ja sogar der Kartoffelschäler schien schon im Einsatz gewesen zu sein. Fehlte eigentlich nur noch eine Axt.

Nun muss man wissen, dass in unserem Haushalt der Mann der Küchenchef ist. Ich mache mir, wie gesagt, nicht viel aus Kochen und bin darin auch nicht sonderlich begabt. Aber ich hatte hierzulande schon öfter Kürbissuppe gegessen. Das konnte doch nicht so schwierig sein. Wie machten das wohl die anderen? Ob ich einmal kurz im Internet nachschaue?

»Versuch es doch mit einem Korkenzieher«, schlug ich vor. Irritiert schaute mich Schrat an: »Das ist doch keine Kokosnuss.«

Schließlich griff er zu dem groben Schlachtermesser, das er benutzt, um rohes Fleisch kleinzuschneiden, kletterte auf einen Küchenstuhl, setzte die Schneide oben an, stemmte sich mit den Händen auf Griff und Spitze und drückte sie brutal hinunter. Mit lautem Knall fuhr das Messer in das Brett. Schrat wäre beinahe mit der Stirn auf den Küchenschrank aufgeschlagen. Tatsächlich hatte sich ein schmaler Streifen von der Schale gelöst. Jetzt wussten wir, wie es geht. Hier half nur rohe Gewalt. In rascher Folge brachte Schrat die blitzende Schneide zum Einsatz, das Messer sauste herunter, und ganz allmählich schälte sich das Gemüse aus seinem Mantel. Schließlich lag das gelbliche Kürbisfleisch, durchsetzt von daumennagelgroßen, weißlichen Kernen, auf dem Brett. Schrat wischte sich mit dem Handrücken über die Stirn und stieg vom Küchenstuhl herunter.

»Zum Glück hast du den Job übernommen«, sagte ich.

»Tja, der Mann im Haus ersetzt das Kürbismesser«, antwortete er.

Wenig später setzte er mir eine dickflüssige Suppe mit einem Klecks saurer Sahne vor, verziert mit dunkelgrünem Schnittlauch. Sie schmeckte so wunderbar, dass sogar die Kinder sich dafür begeistern ließen. Zurück aus der Schule, stürzten sie sich mit Heißhunger auf die Suppe und aßen alles auf.

Abgesehen von bisweilen auftretenden Schwierigkeiten bei der Zubereitung hatte sich mein Versuch, ein wenig *Slow Food* in unseren Haushalt einziehen zu lassen, bewährt. Selbst die kleinen Äpfel oder harten Birnen, die der Biobauer uns in den nächsten Wochen lieferte, wurden wohlwollend aufgenommen. Ich packte den Kindern einiges von dem Obst mit zu den Schulbroten. Wenn sie nachmittags ihre Brotbüchsen zurückbrachten, war davon nichts mehr übrig. Sogar mit Karotten und Radieschen, gewaschen und in mundgerechte Stücke zerschnitten, feierte ich kleine Erfolge.

In der Zeitung hatte ich gelesen, Kinder würden Gemüse besonders schätzen lernen, wenn sie einen eigenen Garten haben. Eine Möhre direkt aus dem Boden zu ziehen, gleich danach zu verzehren und damit seinen Hunger zu stillen, sei für sie eine so kostbare Erfahrung, dass sie der erdige oder sandige oder auch herb-bittere Geschmack, den Gemüse, Kräuter oder manche Salate bisweilen haben, nicht stören würde. Was Murkel und Mücke angeht, konnte ich das nur bestätigen. Seit sie in dem Garten ihrer Thüringer Großmutter hin und wieder Petersilie, Schnittlauch, Dill oder auch Stachel- und Erdbeeren stibitzen durften, aßen sie Obst und Gemüse ausgesprochen gern.

Ich hatte meine Bewegungsabläufe verlangsamt und meine Ernährung umgestellt. Das Ergebnis konnte sich sehen lassen. Es waren nur winzige Schritte, aber sie trugen dazu bei, dass ich insgesamt ruhiger wurde. Ich konnte das, was ich zu tun hatte, neu genießen und war zufriedener. Das übertrug sich auch auf meine anderen Lebensbereiche. Sogar meine Familie spiegelte mir das. Plötzlich sagte Mücke Sätze wie: »Eins nach dem anderen, Mami.« Oder: »Lass mir bitte Zeit, ich bin noch nicht so weit.« Das war überraschend für mich. Ich hätte nicht gedacht, dass man so schnell etwas ändern kann. Dabei war ich noch längst nicht am Ziel.

3. VON ACHTZIG AUF SIEBZIG:

TERMINE

Jeder Termin braucht seine Vor- und Nachbereitung, jeder vereinbarten Begegnung gehen Gedanken voraus und folgen neue Verbindlichkeiten und Überlegungen nach. Das braucht viel Zeit. Allein die Stunden oder Minuten, um von einem Ort der Begegnung zum nächsten zu kommen, sind lang. Statt uns Zeit zu nehmen, stricken wir enge Terminpläne und hasten durch den Tag. Ich übe mich im Absagen.

In der dritten Phase meines Selbstversuches rückte mein wöchentlicher Arbeitsplan in den Fokus. Ich nahm mir vor, weniger Termine anzunehmen. Die besondere Herausforderung daran war, dass es sich hierbei nicht nur um berufsbedingte, sondern vor allem auch um private Verabredungen handeln sollte. Wie oft hatte ich schon Einladungen angenommen, war aber dann, wenn der Termin anstand, viel zu erschöpft gewesen, um ihn wahrzunehmen. Gerade bei abendlichen Veranstaltungen wie einem Essen oder einem Empfang war ich dann derart müde, dass ich mir nicht vorstellen konnte, mich oder meine Gastgeber auch nur ansatzweise zu amüsieren. Ich wusste oft nicht einmal, woher ich die Kraft nehmen sollte, überhaupt an den Ort des Geschehens zu gelangen. Aber ich erteile ungern Absagen, insbesondere bei persönlichen Einladungen. Sie klingen immer ein wenig wie eine Ablehnung der Person, die mich zu ihrem Fest gebeten hat. Schließlich sind Einladungen ein Zeichen von Zuwendung und Freundschaft.

Nur, jeder Termin braucht seine Zeit, jede vereinbarte Begegnung entsprechende Vor- und Nachbereitung. Nehmen wir etwas so Banales wie einen Elternabend. Ich habe zwei Kinder, mindestens zwei solche Abende pro Klasse finden im Halbjahr statt, das macht acht Termine dieser Art im Jahr. Da ich in Murkels ersten zwei Schuljahren Elternvertreterin seiner Klasse war, nehme meistens ich an diesen Abenden teil. Schrat übernimmt in der Zeit die Kinderbetreuung. Vorab schon gilt es einige

E-Mails zu schreiben, sich mit den anderen Eltern abzustimmen, Telefonate zu führen, Vereinbarungen zu treffen, nicht zuletzt daran zu denken, was an dem Abend alles mitzubringen ist. Dabei geht es um ganz allgemeine Themen und Sorgen, die bei der Gelegenheit anzusprechen wären, oder um konkrete Fragen wie: Was schenken wir den Lehrerinnen zum nächsten Geburtstag? Oder: Wie können sich die Eltern am Sommerfest beteiligen? Auch nach dem Abend fallen wieder Absprachen und später E-Mails und Besorgungen an. Die Vereinbarungen, die getroffen wurden, müssen in die Realität umgesetzt werden.

Dafür plane ich prinzipiell zu wenig Zeit ein. Ich stricke mir – privat wie im Berufsleben – enge Terminpläne und nehme mir meist viel zu viel vor. Im Vorhinein überlege ich mir, ich könnte im Anschluss an den Elternabend noch rasch in eine Bar gehen, in der ein alter Bekannter gerade mit seinem Saxophon auftritt. Ich möchte so gern einmal sehen und hören, wie er spielt. Morgens fällt mir ein, ich könnte dort zusätzlich zwei Freundinnen hinlocken, die ich länger nicht mehr gesehen hatte. Also bestelle ich sie per SMS dorthin. Doch der Termin mit den Lehrerinnen dauert länger als geplant, ich muss nach dem Treffen noch etwas besprechen, und wenn ich endlich in der Bar auftauche, ist es schon furchtbar spät. Ich bin todmüde und meine Freunde stocksauer, weil ich sie habe warten lassen.

Oder es ist ein Montag, und ich werde eingeladen, Mittwochabend in einer Talkshow in Wien aufzutreten. Die Adresse ist gut, und Auftritte im Fernsehen versprechen einen Grad an Publizität, mit dem sich kaum ein anderes Medium messen kann, aber warum kommt die

Anfrage so kurzfristig? Es ist Schulzeit, der Termin liegt mitten in der Woche, und ich muss sicherstellen, dass meine Kinder versorgt sind. Außerdem ist der Abgabetermin für mein aktuelles Manuskript nicht mehr weit, und ich käme zwei Tage lang nicht an meinen Schreibtisch.

Oder ich werde zu einer Lesung nach Dresden eingeladen, was eigentlich eine entspannte Angelegenheit ist, denn die Stadt ist mir wohlbekannt und von Berlin aus gut zu erreichen. Ich habe dort jahrelang gewohnt und freue mich auf ein Wiedersehen. Doch anstatt den Aufenthalt zu genießen, gebe ich allen möglichen Freunden Bescheid, dass ich komme, und treffe jede Menge Verabredungen für die anderthalb Tage. Schon vor der Lesung erscheinen viele alte Bekannte in der Buchhandlung, in der die Veranstaltung stattfindet, und wollen sich kurz mit mir unterhalten. Zurück bleibt das Gefühl, wieder einmal mit niemandem vernünftig geredet zu haben und keinem gerecht geworden zu sein. Meine Großmutter nannte das Verpassungsangst.

Wenn zusätzlich ein Datum naht, das alle gleichzeitig unter Druck setzt, wie Weihnachten oder Ostern oder auch nur der Beginn der alljährlichen Sommerferien, wird die Hast nahezu unerträglich. Was lässt sich bis dahin noch erledigen? Was kann ich in die letzten Tage davor alles hineinstopfen? Besonders zahlreich sind die Einladungen, die in dieser Zeit auf uns hereinprasseln. Vor der alljährlichen Sommerpause werden reihenweise Grillfeste veranstaltet, Freunde bitten zum Lampionfest in ihre Schrebergärten oder Wochenendhäuschen. Überall sollen wir bitte unbedingt noch vor den Ferien vorbeikommen. Es ist, als sehe man sich zum letzten Mal. Dabei fallen gerade in dieser Zeit auch tagsüber mehr Termine an als sonst. Die Schule lädt zum Abschlussfest, die Musiklehrer veranstalten ihre jährlichen Sommerkonzerte, der Sportverein gibt eine Sondervorstellung mit anschließendem Umtrunk im Hinterhof.

Ähnlich geht es vor Weihnachten zu. Jahr für Jahr werden wir bis kurz vor Heiligabend derart dringlich und unaufschiebbar zu diversen Adventssingen, Glühwein-Trinken oder Feuerzangenbowlen eingeladen, als ginge danach die Welt unter. Kaum eine Zeit ist so hektisch und ereignisreich wie der ach so friedliche Advent. Anstatt die Gelegenheit zu nutzen und im Vorfeld der Ferien schon einmal eine Gangart herunterzuschalten, müssen alle noch einmal voll aufs Gaspedal treten. Es ist, als fahre man auf eine Ampel zu, die gerade auf Gelb umschaltet. Anstatt jedoch langsamer zu fahren, weil die Ampel gleich rot wird, legt jeder noch einen Zahn zu, um nur ja noch über die Kreuzung zu gelangen.

Derlei Anstrengungen – so nahm ich mir vor – sollten ab sofort generell der Vergangenheit angehören, die Anzahl von Verpflichtungen drastisch reduziert werden. Ich hatte keine konkrete Zahl im Kopf, doch ich stellte bald fest, dass sich dieses Vorhaben besonders schwierig realisieren ließ. Als Freiberuflerin steht man außerordentlich unter Druck, denn man muss alle Termine selbst machen und sich komplett aus eigener Kraft organisieren. Wenn man dabei nicht einen gewissen Schwung entwickelt, kommt man keinen Schritt voran. Ich müsste eigentlich ständig erreichbar sein und schnell auf jede Anfrage reagieren. Wer sein Netzwerk nicht pflegt, nicht unentwegt akquiriert und geschäftliche und vor allem halbgeschäftliche Veranstaltungen wie Lesungen, Gesellschaften, Ausstellungseröffnungen oder Premieren besucht, wer nicht präsent bleibt, wird schnell vergessen. Will ich als Autorin und Journalistin am Ball bleiben, kann fast jeder Termin wichtig sein, der mich mit Menschen aus meiner Branche zusammenbringt. Dabei verwischen die Grenzen zwischen Beruf und Freizeit. Jede kulturelle Veranstaltung könnte mir einen neuen Auftraggeber bringen oder einen wichtigen Kontakt wiederaufleben lassen. Sollte ich bei einer Lesung oder Podiumsdiskussion einmal keine Bekannten treffen, bringt sie mich zumindest inhaltlich weiter. Arbeiten kann ich quasi Tag und Nacht, Feierabend ist ein Fremdwort, und ich weiß nie, wann ich genug getan habe. Mein Pensum ist unüberschaubar.

Zwar stecke ich nicht in einem Gefüge, das mir Sitzungen oder Konferenzen vorschreibt, ich habe keine Sekretärin, die »meetings« für mich vereinbart oder mir meinen Terminkalender vollstopft, doch dafür muss ich alles allein im Blick behalten. Der Druck kommt in meinem Fall nicht nur von außen, sondern auch von innen. Meine Chefin bin ich selbst. Und wenn ich nicht aufpasse, macht sie mich fertig.

Ich musste mich also konzentrieren und neu überlegen, auf welche Termine es ankommt und welche unwichtig sind. Dazu gehörte es, Entscheidungen zu fällen, neue Prioritäten zu setzen und einzusehen, dass es wichtige Veranstaltungen gibt, die ich im Einzelnen gar nicht wahrnehmen kann. In einer Stadt wie Berlin passiert nun einmal sehr viel gleichzeitig. Man kann nicht überall mit dabei sein. Manch bedeutendes Event verpasste ich sogar komplett, aber das machte mir nichts. Ich lernte Sätze aussprechen wie: »Vielen Dank für die Einladung. Ich würde gern kommen, aber ich schaffe es gerade zeitlich nicht.«

Zu den Terminen, die ich neuerdings absagte, gehörten bedeutende Veranstaltungen, wie die Frankfurter Buchmesse, aber auch unbedeutende, wie ein Frisörtermin. Ich hatte in genau der Woche, in der die Messe stattfand, zwei Lesungen, eine in der Nähe von München, die andere in Dresden. Ein Umweg über Frankfurt hätte meinen Zeitplan enorm verdichtet. Ich musste die Messe einfach streichen. Selbst der Gang zum Coiffeur, der in den Augen der meisten Menschen mit Entspannung verbunden ist, kann zur Anstrengung werden, wenn man versucht, ihn zwischen Kleiderwahl, Kofferpacken, Abschiednehmen, Proviantbesorgen und Zugabfahrt zu stopfen. Ich besorgte mir einen Fön mit aufsteckbarer Rundbürste und frisierte mich einfach selbst.

Das Angenehme war, dass ich für die Absagen sofort belohnt wurde. Sobald ich die Zahl meiner Termine reduziert hatte, ließ der Druck nach. Ich konnte wieder freier atmen. Ich spürte, wie groß der Stress gewesen war, den mir meine dichten Zeitpläne verursacht hatten. Die Vorfreude auf ein Wiedersehen oder ein spannendes Treffen war oft von der Sorge überschattet gewesen, einen Misserfolg zu ernten, weil ich nicht genug Zeit dafür hatte. Sobald ich weniger Verabredungen einplante und mich den einzelnen Begegnungen aufmerksamer widmete, schwanden diese Ängste. Die Aufregung wich einer grundlegenden Zufriedenheit.

Nur eine Unsicherheit blieb mir in dieser Phase. Ich fürchtete weniger die Reduzierung meiner beruflichen Termine, sondern der privaten. Ausgerechnet den Menschen, die ich für mein Gefühl sowieso viel zu selten sah, sollte ich nun öfter absagen, ihre Geburtstage missachten und Feierlichkeiten mit ihnen meiden?

In diesem Punkt gewann ich eine wunderbare Erkenntnis. Gerade wenn man gar keine Zeit hat, ist die Sehnsucht nach Menschen, Orten oder Dingen, die man mag, am allergrößten. Sie ist einfach eine weitere Form von Druck, und das macht sie so schwer erträglich. Nachdem dank der Reduzierung meiner Termine der Druck in meinem Leben generell nachgelassen hatte, beruhigten sich auch diese Sehnsüchte. Ich merkte, dass ich viele Freunde nicht ständig sehen muss. Sie blieben schließlich jederzeit für mich greifbar. Ich hätte sofort Verbindung zu ihnen aufnehmen können. Wichtiger war es zu wissen, dass es sie überhaupt gab. Im Nachhinein betrachtet, zählen vor allem die Erinnerungen und die Qualität einzelner Begegnungen.

Absagen fallen mir weiterhin schwer, aber ich habe gelernt, damit umzugehen. Es geht nichts über die Erleichterung, die man verspürt, wenn man rechtzeitig eine Entscheidung gefällt hat und sich dann entsprechend verhält. Früher habe ich zu allem und jedem zugesagt, oft zu mehreren Festlichkeiten an einem Abend. Bis kurz zuvor hoffte ich, mindestens eine Verabredung davon wahrnehmen zu können. Oft bin ich im Endeffekt zu niemandem gegangen, sondern aus lauter Müdigkeit zu Hause versackt. Am nächsten Tag musste ich mich dann bei den Gastgebern ausführlich dafür entschuldigen. Was hatte ich gewonnen? Gar nichts. Wer mich eingeladen hatte, war enttäuscht, dass ich wider Erwarten nicht gekommen bin.

Meine Befürchtung, spätestens ab dieser Phase meines Versuches würden mir die ersten lukrativen Aufträge durch die Lappen gehen, bewahrheitete sich nicht. Wer es darauf anlegt, die Zahl seiner Termine zu reduzieren, entwickelt sehr schnell ein System dafür, was wirklich wichtig ist. Eine Verabredung, von der die berufliche Weiterentwicklung und finanzielle Sicherheit abhängen, würde man niemals absagen – selbst dann nicht, wenn man dadurch unter Zeitdruck gerät.

Mein Lebenstempo hatte sich allmählich derart verringert, dass ich mir tatsächlich wie ein Faultier vorkam. Dabei tragen diese Tiere ihren Namen zu Unrecht, denn sie sind nicht faul, sondern lediglich langsam. Sobald sie in Stress geraten, fangen sie an zu weinen, so erzählt man sich in Peru, wo diese Tiere in den öffentlichen Parks leben. Das könne man sehr leicht feststellen, indem man nah an sie herantrete und sie unverhohlen anstarre. Nach einer Weile werde ihnen das zu viel, und sie drehten den Kopf sehr langsam zur anderen Seite. Sie mögen keinen intensiven Blickkontakt. Wenn man sie dann von der anderen Seite weiter anstarre, drehten sie den Kopf aufs Neue. Wenn der Störenfried nun noch immer nicht lockerlässt, lassen sie ihren Ast nicht etwa los und fliehen, sondern sie werden traurig. Tränen treten in ihre Augen.

Langsamkeit ist keine Faulheit, doch wenn man jahrelang im Galopp unterwegs war, bedarf die neue Gangart durchaus der Gewöhnung. Ich trat in ein anderes Universum ein, in eine Welt, in der eine andere Zeitrechnung galt. Sie ähnelte der Wirklichkeit von Kassiopeia, der Schildkröte aus *Momo* von Michael Ende, die rückwärtsgeht, wenn sie ihre ungleich schnelleren Verfolger abschütteln will. Es kam mir vor wie ein Spaziergang durch einen Paradiesgarten: Verwundert blickte ich nach rechts und links und sah mir die Fremde an.

Ich fürchtete, dass ich bald überhaupt keinen Stress mehr würde ertragen können und die Fähigkeit, mich schnell zu bewegen, komplett verlöre. Selbst wenn es einmal wirklich schnell gehen muss, in einem Notfall beispielsweise, würde ich womöglich apathisch herumstehen und nicht wissen, was zu tun sei.

Besonders stark hatte ich dieses Gefühl, als ich einige Wochen nach Beginn meines Versuches meinen Vetter mit seiner Frau spontan zum Abendessen einladen wollte. Hans ist Architekt, er arbeitet als Festangestellter in einem Büro, und auch seine Frau ist voll berufstätig. Unsere Kinder sind ähnlich alt, sie gehen auf dieselbe Schule, und wir sind gut miteinander befreundet. Obwohl wir alle einen vollgepackten Alltag haben, schaffen wir es, uns regelmäßig zu sehen, ja sogar im Austausch über unsere jeweiligen Projekte zu bleiben. Ich schickte Hans also Anfang der Woche eine E-Mail und fragte an, ob seine Frau und er Lust hätten, wieder einmal bei uns vorbeizukommen. Wie wäre es am Freitag?, schrieb ich ihm. Es würde auch einen Teller Suppe geben.

Am Mittwoch prüfte ich die eingegangen Nachrichten, doch von meinem Vetter keine Spur. Keine Absage, keine Zusage, rein gar nichts. Merkwürdig, dachte ich. Normalerweise gaben die beiden auf eine Einladung prompt Bescheid. Ob sie sich eine neue Adresse eingerichtet hatten? Oder waren sie kurzfristig verreist? Aber es war mitten in der Schulzeit. Das hätte ich mitbekommen. Die E-Mail-Daten hatten sich auch nicht verändert, das konnte ich nachprüfen.

Donnerstagmittag hatte ich immer noch keine Antwort auf dem Schirm. Allmählich fing ich an, mir Sorgen zu machen. Hoffentlich war nichts Schlimmes passiert. Oder hatten wir die beiden verärgert? In Gedanken ging ich die Anlässe durch, bei denen wir uns in der letzten

Zeit begegnet waren. Hatte es einen Missklang oder Grund zu einem Missverständnis gegeben? Mir fiel rein gar nichts ein. Wir kannten uns seit Jahren, zwischen uns herrschte tiefe Vertrautheit. Da gab es gar keine Möglichkeit, sich falsch zu verstehen. Bisweilen waren wir verschiedener Ansicht, aber deshalb gab es noch lange keinen Streit, der dazu führte, dass man von heute auf morgen nichts mehr voneinander wissen will.

Am Freitagmorgen schließlich griff ich zum Telefonhörer. Würden wir uns nun abends sehen oder nicht? Ich brauchte endlich Klarheit. Nach mehrmaligen Versuchen erreichte ich meinen Vetter auf dem Mobiltelefon. Er klang wahnsinnig hektisch. Er habe gerade gar keine Zeit. Er rufe zurück.

Ich kenne das von den Festangestellten unter meinen Freunden. Von außen besehen hat sich an ihrem Leben nichts verändert, aber in ihrem Büro oder Betrieb ist auf einmal die Hölle los. Bei Architekten sind es die Wettbewerbe, in den Werbeagenturen die Präsentationen, bei Journalisten der Redaktionsschluss. Da verdichtet sich etwas, alle werden nervös, und Panik bricht aus. Keiner ist mehr zu sprechen. Nicht einmal die Sekretärinnen gehen ans Telefon. Trotzdem wunderte ich mich. War ich trotz meines reduzierten Lebenstempos immer noch zu ungeduldig? Mein Vetter hatte sein Leben lang Ruhe bewahrt. Wann immer wir uns über mangelhafte Auftragslagen ausgetauscht oder untereinander unsere finanziellen Sorgen besprochen hatten, war er immer derjenige gewesen, der für Geduld plädierte. Das Leben dauere lang, für Erfolg und Prosperität sei noch unendlich viel Zeit.

Als Beweis führte er in solchen Gesprächen gern seinen Meister ins Feld. Bevor Hans Architektur studierte, hatte er eine Schreinerlehre absolviert. Der Meister, bei dem er damals eine Stelle fand, muss ein außergewöhnlicher Mann gewesen sein. Er lebte im tiefsten Franken, aber seine Kunden kamen aus allen Teilen des Landes. Sie vertrauten ihm ihre kostbarsten Möbel an, damit er sie restauriere, oder brachten ihm Pläne und Zeichnungen, damit er sie nachbaue. Am liebsten, erzählte mein Vetter, besprachen sie ihre Aufträge mit ihm persönlich. Es ging ihnen offenkundig nicht nur um seine handwerklichen Fähigkeiten und Erfahrungen, sondern vor allem um das Gespräch, die Begegnung. Es war ihnen nicht zu verdenken, denn der Mann strahlte eine faszinierende Gelassenheit aus.

Bis ins hohe Alter behielt er eine unendlich ruhige Hand. Trotz der leicht brennbaren Materialien, mit denen er als Schreiner zu tun hatte, pflegte er auch bei der Arbeit zu rauchen. Stunde um Stunde, so schien es meinem Vetter, stand sein Meister mit der Zigarette zwischen Zeige- und Mittelfinger vor ihm in der Werkstatt, erklärte ihm eine bestimmte Technik oder erzählte eine Begebenheit aus seiner Berufspraxis. Dabei wuchs die Asche an seinem Glimmstengel zu einem langen, grauen Wurm, und Hans wartete gebannt darauf, dass sie endlich herunterfiele. Doch nichts dergleichen geschah.

Unauslöschlich hat sich meinem Vetter dieser Anblick eingeprägt. Diese Zigarette mit der ellenlangen Asche stand für die Gelassenheit und Ruhe, die dieser Mann ausstrahlte. Sie war Teil seines Erfolgs, wegen dieser Eigenschaften riss der Strom seiner Kunden nie ab.

Und jetzt das: Keine Zeit, keine Zeit. Ich fühlte mich auf einmal wie auf einem fremden Stern. Offenbar hatte ich vergessen, wie es in der Welt normalerweise zugeht.

Wie konnte ich nur erwarten, dass mein armer Vetter schon freitagmorgens sagen kann, ob er abends bei mir zum Abendessen sein könne. Schließlich hatte er zu tun!

Es war sonnenklar: Ich hatte den Anschluss verloren. Wer entschleunigen und sich der Muße widmen möchte, muss sich offenbar daran gewöhnen, dass er nicht mehr überall dabei sein kann. Er muss aussteigen und verzichten – und sei es nur auf das Gefühl dazuzugehören. Wie schreibt Susanne Beyer so treffend in ihrem *Spiegel*-Beitrag *Leben im Stand-by-Modus*: »Sich mit Muße zu beschäftigen bedeutet immer, über das Verhältnis des Einzelnen zur Gemeinschaft nachzudenken, über den Wunsch dazuzugehören und den manchmal nötigen Abstand.« Die Selbstbestimmtheit und Unabhängigkeit, die Muße mit sich bringt, bergen immer auch die Gefahr, den Bezug zur Wirklichkeit zu verlieren.

In diesem Moment klingelte das Telefon. Mein Vetter war dran. Er entschuldigte sich tausendmal, er stünde gerade fürchterlich unter Druck. Die Zeitung hätte einen Beitrag über den Bau veröffentlicht, den sein Team gerade fertiggestellt habe. Jetzt wollten unzählige Medien darüber berichten. Es sei kaum zum Aushalten. Pausenlos klingle sein Telefon. Selbst das Sekretariat käme dagegen nicht mehr an. Aber selbstverständlich könnten wir uns heute Abend verabreden. Eigentlich hätte seine Frau und er noch nichts vor.

Ich war erleichtert. Nicht ich war zu langsam geworden, sondern er stand im Moment extrem unter Strom. Ich dachte einen Moment lang nach und beschloss, das Abendessen zu verschieben. Es wäre sowieso zu spät geworden, um die nötigen Zutaten noch zu besorgen. Dadurch wäre ich meinerseits in Stress geraten. Das hätte der Suppe nicht gutgetan.

Wir vereinbarten einen neuen Termin, und mein Vetter freute sich. Jetzt war er derjenige, der erleichtert aufatmen konnte.

4. VON SIEBZIG AUF SECHZIG:

MULTITASKING

Während ich an meinen Manuskripten sitze, recherchiere ich gleichzeitig im Internet, checke meine E-Mails und schreibe auch noch hektisch eine SMS. Woher kommt der Drang zum Multitasking? Wer oder was treibt mich an? Ich nehme mir vor, weniger Dinge gleichzeitig zu tun.

Zehn Tage später saßen Schrat und ich mit Hans und seiner Frau um unseren Küchentisch, und ich erzählte von meinem Selbstversuch. Sie waren begeistert. Wenn doch nur jeder diesen Versuch wagen würde, meinte Hans. Dann würde sich schlagartig alles ändern. Aber wir wussten alle, wie schwierig das zu realisieren war. Ob Freiberufler wie Schrat und ich oder Festangestellte wie meine Verwandten: Erfolgreich im Beruf sind die schnellen, die wachen, die flexiblen Menschen. Kaum einem gelingt es, sich mit einem so gewagten Konzept durchzusetzen wie der Schreinermeister und Möbelrestaurator, bei dem mein Vetter in die Lehre gegangen war. Nicht zuletzt lag die Zeit, in der er dort gearbeitet hatte, schon einige Jahre zurück. Erfolgreich durch Muße und Langsamkeit – das klang paradox. Das klang wie ein schöner Traum, fernab jeglicher Realität.

Am schlimmsten sei es, wenn wieder einmal alles gleichzeitig geschehe, meinte mein Vetter. Wochenlang meldete sich kein Mensch, und dann wollten plötzlich alle zum selben Zeitpunkt etwas von ihm. Schrat meinte, da helfe nur Multitasking, aber Hans widersprach heftig. Während er mit dem einen Journalisten telefoniere und ihm seinen Bau erläutere, könne er schließlich nicht gleichzeitig mit einem zweiten sprechen. Das sicherlich nicht, meinte Schrat, aber den zweiten Anrufer per SMS auf später vertrösten und gleichzeitig eine Mail absetzen. Hans schnaubte nur unwillig durch die Nase.

Doch Schrat hatte natürlich recht: Dank unserer technischen Möglichkeiten können wir vielerlei gleichzeitig erledigen. Mit unseren Notebooks, Blackberrys oder Smartphones können wir auf unterschiedlichen Wegen zeitgleich mit mehreren Partnern kommunizieren, E-Mails und SMS austauschen oder gar fotografieren, die Bilder gleich noch verschicken und in Sekundenschnelle aller Welt zeigen, in welchem Winkel der Erde wir uns gerade befinden und was es dort zu sehen gibt. Wir sind nicht nur über ein Medium präsent, sondern auf zahlreichen Kanälen erreichbar. Je nachdem, auf welche Art wir angesprochen werden, reagieren wir entsprechend. Es ist wie ein spielerischer Fechtkampf mit mehreren Gegnern.

Früher gab es nicht einmal tragbare Telefone. Damals konnte maximal einer im Haushalt mit der Außenwelt kommunizieren und hing sprichwörtlich an der Strippe. Ich erinnere mich noch gut an das extralange Kabel, das ich mir besorgt hatte, damit ich, den Apparat mit der altmodischen Wählscheibe in der einen und den Hörer mit der anderen Hand ans Ohr gedrückt, sowohl im Schlafzimmer als auch in Küche oder Bad telefonieren konnte. Überallhin zerrte ich das endlose Ding hinter mir her.

Heute haben mehrere Personen im Haushalt gleichzeitig die Möglichkeit, zu telefonieren und zusätzlich im Internet zu surfen. Es wirkt bisweilen so, als könnten alle Menschen gleichzeitig mit fast allen anderen Menschen auf der Welt in Kontakt treten.

Der technische Fortschritt hat unsere Kommunikation verdichtet. Jeder versucht, ihn sich auf seine Art zugutekommen zu lassen. Der eine stellt sich einen Klingelton ein, der ihn, während der am PC sitzt und schreibt, informiert, dass eine neue Mail eingetroffen ist. Der andere nimmt das Mobiltelefon mit zum Fußballturnier seiner

Kinder, damit er auch beim Sport erreichbar bleibt. Während in der Mikrowelle das Abendessen schmurgelt und der Fernseher läuft, hängen die einen rasch noch die Wäsche auf oder recherchieren im Blackberry eine Jahreszahl. Die anderen haben sich zu Hause den PC in die Küche gestellt, damit sie jederzeit das passende Rezept aus dem Internet fischen können, bevor sie anfangen zu kochen. Während der Mixer Eier, Zucker und Mehl zum Keksteig verrührt, checken sie rasch noch ihre E-Mails und buchen die nächste Ferienreise.

Das ist allerdings wahnsinnig anstrengend. Was mit Multitasking bezeichnet wird, ist, selbst wenn man es einigermaßen beherrscht, ausgesprochen kraftraubend und – wie sich herausgestellt hat – keineswegs effizient. *Die Zeit* veröffentlichte jüngst einen Beitrag, der genau das bestätigte. Schon lange hätten Psychologen vermutet, so der Autor Max Rauner, das Gehirn verarbeite Informationen und Reize nicht parallel, sondern seriell. Irgendwo im Gehirn gibt es einen Engpass, vor dem sich die Informationen quasi hintereinander aufreihen müssen. Bottleneck-Effekt wird das genannt. Vor drei Jahren machten Hirnforscher diesen Flaschenhals erstmals mit einem Kernspintomografen sichtbar. Ein Areal im präfrontalen Kortex hinter der linken Schläfe, klein wie ein Stück Würfelzucker, war während des Multitaskings besonders aktiv. Wie ein Türsteher, der erst in die Gesichter der Wartenden schauen muss, scheint dieser Teil des Gehirns zu entscheiden, welche Aufgabe als Nächstes an die Reihe kommt. Und das kostet Zeit. Ein Mensch, der zwei Dinge gleichzeitig tut, wird also immer eine davon vernachlässigen, wenn nicht gar beide.

Davon kann ich ein Lied singen. Erst neulich wieder

habe ich ein Mittagessen mit meiner Freundin Anna verpasst, weil ich auf den Mann von der *Märkischen Kiste* gewartet habe, an einem Artikel für das nächste *Merian*-Heft saß und mir zusätzlich vorgenommen hatte, einen Hortplatz für Murkel zu erstreiten. Vier Dinge gleichzeitig sind einfach zu viel für mein Hirn. Dabei arbeitet Anna gar nicht weit von mir. Ich hätte nur aus der Tür und um zwei Ecken gehen müssen und wäre schon da gewesen. Auch schaue ich nie in den Briefkasten, bevor ich mein erstes Schreibpensum absolviert habe. Das lenkt mich zu sehr ab.

Doch an diesem Tag war alles anders. Schrat war verreist, und ich dachte, ich müsste die Zeitung holen, damit der Kasten nicht verstopft. Prompt fiel mir der Brief vom Bezirksamt in die Hände, die Antwort auf den von uns beantragten Hortplatz. Jetzt nahm das Unglück seinen Lauf. »Der von Ihnen geltend gemachte Bedarf kann nicht festgestellt werden«, las ich darin mit Entsetzen dahinter maschinengedruckt in schönstem Amtsdeutsch: »Gegen diesen Bescheid ist der Widerspruch zulässig.« Also rief ich im Bezirksamt an und versuchte die zuständige Sachbearbeiterin zu erreichen. Mein Artikel blieb darüber natürlich liegen. Und die Verabredung mit Anna habe ich auch vergessen.

Es war nicht das erste Mal, dass ich in die Multitasking-Falle getappt war. Selbst wenn ich keinen Termin habe, nicht außer Haus muss und einen Tag lang nur am Schreibtisch sitze, habe ich tausend Dinge gleichzeitig im Kopf. Während ich an meinem Text schreibe, recherchiere ich gleichzeitig im Internet, plane über www.bahn.de und google.map meine nächste Lesereise und prüfe zwischendurch noch, ob ich vielleicht neue E-Mails bekommen habe. Es hätte ja sein können, dass eine Nachricht eingegangen war, die noch am selben Tag für die Nachmittagsplanung meiner Kinder Bedeutung hatte.

Warum pausenlos dieses Multitasking? Kommt die Motivation dazu von außen, oder ist sie mir ein inneres Bedürfnis? Muss ich wirklich unbedingt in der Lage sein, unentwegt mehrere Dinge gleichzeitig zu tun?

Am schlimmsten sind allgemeine Unwägbarkeiten, die einen sogenannten Plan B verlangen. So laden wir Freunde zu einem entspannten Picknick im Park ein, aber ich denke während der Vorbereitung schon Tage zuvor pausenlos darüber nach, wie das Fest eigentlich verlaufen soll, wenn das Wetter nicht mitspielt. Bei dieser Art von Multitasking bzw. »Multithinking« bricht einem buchstäblich der Kopf entzwei. »Wenn es regnet, machen wir die Revolution im Saal«, war Schrats lakonischer Kommentar zu dem Thema. Aber in welchem Saal, bitte schön, und müsste der nicht zumindest geschmückt werden und hinreichend Sitzmöglichkeiten und Tische bieten? Sollte er nicht geputzt, gerichtet und mit Besteck, Geschirr und Servietten ausgestatten sein? Vielleicht könnte man dort noch vorher eine Musikanlage installieren, damit wir anschließend noch tanzen können – wenn es regnet!

Ich plane insgeheim also zwei Feste, obwohl garantiert nur eines stattfinden wird. Und ich breche fast zusammen. Beide Feste sollen nämlich so schön werden, dass meine Gäste sie nie wieder vergessen, mindestens so eindrucksvoll wie die Sommerpartys auf den Bildern, die in der Frauenzeitschrift abgedruckt waren, in der ich bei meinem letzten Zahnarzttermin geblättert habe. Für das darin beschriebene Picknick waren karierte Decken ausgebreitet worden, die mit dem Muster der Servietten korrespondierten. Auf der Käseplatte flatterten lustige Fähnchen in Rot-Weiß, Farben, die gewissermaßen auch zu dem Karo passten. Vielleicht sollte ich zusätzlich zu den Decken, Servietten und Lebensmitteln, die Schrat schon besorgt hatte, noch loslaufen und Papiergirlanden in solchen Tönen kaufen. Falls es regnet.

Der Festtag bricht an, die Sonne scheint, wir sitzen stundenlang im Park, reden, amüsieren uns, die Kinder vergnügen sich auf dem nahen Spielplatz, und alle sind bester Laune. Abends bin ich vollkommen erschöpft. Dabei hatten wir doch eigentlich ganz entspannt gefeiert. Aber meine doppelten Vorbereitungen hatten mich die letzte Kraft gekostet.

In einer Studie der Friedrich-Ebert-Stiftung und der Gewerkschaft ver.di heißt es dazu: »Während einst komplette Zeitmuster für den Alltags- und Lebenslauf für alle nahezu gleich waren, ist jetzt vermehrt individuelles Zeitmanagement notwendig. Ein jeder hat eine Vielzahl von unterschiedlichen Handlungs- und Zeitanforderungen zeitlich auf die Reihe zu bringen und muss dabei ständig Zeitkonflikte lösen. Wir verfügen längst über Strategien bei Zeitmangel unser Handeln zu beschleunigen. Eine solche Strategie ist: Wir nutzen Zeit intensiver, verdichten sie. (…) Eine andere Strategie: Wir verkürzen Pausen oder lassen sie ganz aus. Und nicht zuletzt: Wir tun mehreres gleichzeitig: etwa Kaffee trinken und auf der Straße gehen; Eisenbahn fahren und am Computer arbeiten.«

Die zitierte Studie geht zurück auf eine Diskussionsreihe zum Thema Zeitmanagement und Arbeitsmarkt. Sie verdeutlicht, wohin der allgemeine Leistungsdruck führt: »Wer das Tempo der Welt nicht mithält, gilt als Verlierer. Das Konzept des autonomen Individuums wird zur Falle für die Einzelnen, weil Überforderung heute zunehmend nicht den gesellschaftlichen Bedingungen angelastet wird, sondern als individuelles Versagen gilt.«

Nun ist bekannt, dass schon die Erfindung von Fensterglas der Menschheit im 19. Jahrhundert nicht nur Verbesserung von Lebensqualität gebracht hat, sondern auch die mühsame Begleiterscheinung, dass man die Scheiben putzen musste. Auch Innovationen wie Staubsauger und Waschmaschinen brachten den Hausfrauen nicht nur Erleichterung. Sie führten zu einem erhöhten Bedarf an Sauberkeit und machten dadurch letztendlich mehr Arbeit, als Zeit einzusparen. Marshall McLuhan, der kanadische Philosoph und Medientheoretiker, der den Begriff des Globalen Dorfes geprägt hat, drückt es ironisch aus: »Mit dem Computer können viele Dinge schneller erledigt werden, die ohne Computer überhaupt nicht hätten erledigt werden müssen.«

Auch wenn wir heutzutage vielerlei gleichzeitig erledigen können, sollten wir es möglichst nicht tun. Ich arbeite meist schnell, weil ich hoffe, dass ich dann bald alles erledigt habe und rasch fertig bin. Wenn ich es damit allerdings übertreibe, bin ich anschließend so erschöpft, dass ich nur noch ins Bett sinken kann. Mir bleibt keine Zeit für entspannten Ausgleich und bewusste Erholung. Das macht unendlich müde. Zudem gerate ich durch mein hastiges Tun in eine Art Schaffenswahn, denn Arbeit hat nun einmal die unangenehme Eigenschaft, immerzu nachzuwachsen. Es wirkt wie eine Sucht. Ich kann damit nicht wieder aufhören.

Der noch vor wenigen Jahren hochgelobte Super-Skill Multitasking, für den gerade Frauen eine besondere Begabung haben, wurde in der Tat inzwischen zur Berufskrankheit deklariert. Psychologen raten dringend davon ab, diese Eigenschaft zu kultivieren. Allein Tiere, die in freier Wildbahn leben, müssen in der Lage sein, zwei Dinge gleichzeitig zu tun, nämlich fressen und trotzdem auf der Hut sein. Sie müssen ständig aufpassen, ob sich einer ihrer natürlichen Feinde nähert, und rechtzeitig Reißaus nehmen. Doch wir sind keine Tiere und leben auch schon lange nicht mehr in freier Wildbahn. Menschen mit Burn-out-Syndrom wird in der Regel bescheinigt, dass sie über Jahre versucht haben, verschiedene Baustellen gleichzeitig im Kopf zu behalten.

Also nie wieder Multitasking! Nie mehr zwei Sachen gleichzeitig machen! Nie wieder gleichzeitig telefonieren und das Geschirr einräumen, das ich zuvor gespült hatte? Nein, das war utopisch. Sollte ich wirklich tatenlos herumsitzen, während ich mit meiner Schwester oder meiner Freundin Anna sprach? Was sollte ich denn so lange mit meinen Händen machen? Na, dann drei. Ab sofort durfte ich nur noch maximal zwei Beschäftigungen gleichzeitig nachgehen. Ich setzte bewusst auf Konzentration und Eingleisigkeit. Ich nahm mir vor, auch keine E-Mails nebenbei zu lesen, keine Telefonate zu führen oder im Internet zu surfen, während ich schreibe. Nichts lenkt so von der Arbeit ab wie eine plötzliche Nachricht oder Information von außen. Wenn ich einen wichtigen Termin hatte, den ich nicht vergessen durfte, stellte ich mir meinen Handy-Wecker.

Doch es ist nicht allein die Gleichzeitigkeit, vor der wir lernen müssen uns zu schützen. Der Koreaner Byung-Chul Han hat im Herbst 2010 ein Buch veröffentlicht, das innerhalb kürzester Zeit nachgedruckt werden musste, so groß war das Interesse seiner Leser. Han lehrt an der Hochschule für Gestaltung in Karlsruhe Philosophie und Medientheorie, und sein Buch trägt den schönen Titel *Müdigkeitsgesellschaft*. Es ist ein dünnes Bändchen, und seine Sprache ist hochphilosophischer Natur, also keineswegs eingängig, aber Hans Thesen sind von bestechender Klarheit: »Die Leistungsgesellschaft als Aktivgesellschaft entwickelt sich langsam zu einer Dopinggesellschaft. Inzwischen wird auch der negative Ausdruck ›Hirndoping‹ durch ›Neuro-Enhancement‹ ersetzt. Das Doping macht gleichsam eine Leistung ohne Leistung möglich. (…) Als ihre Kehrseite bringt die Leistungs- und Aktivgesellschaft eine exzessive Müdigkeit und Erschöpfung hervor.«

Ähnlich wie Virilio spricht Han im Zusammenhang mit Beschleunigung von Gewalt, aber er verweist insbesondere auf das Übermaß an Reizen, das mit der allgemeinen Beschleunigung einhergeht, und vertritt die These, dass diese mit Phänomenen verbunden sind, die uns im Grunde vertraut sind. Deshalb sind wir ihnen besonders schutzlos ausgeliefert. Sie greifen direkt in unser System ein. Er schreibt: »Das Übermaß an Positivität äußert sich auch als Übermaß an Reizen, Informationen und Impulsen. Es verändert radikal die Struktur und Ökonomie der Aufmerksamkeit. Dadurch wird die Wahrnehmung fragmentarisiert und zerstreut. Auch die wachsende Arbeitsbelastung macht eine besondere Zeit- und Aufmerksamkeitstechnik notwendig, die sich wiederum auf die Aufmerksamkeitsstruktur auswirkt.«

In der Tat lenken gerade Medien wie das bewegte Bild, also Film, oder Computer mit ihrer Flut an unablässig neuen Bildern, fesselnden Überschriften und Kurzinformationen im Telegrammstil unsere Wahrnehmung auf sich und zwingen uns pausenlos zu gespannter Aufmerksamkeit. Wir werden angehalten, gänzlich unterschiedliche Schauplätze auf der Welt und die dortigen Ereignisse gleichzeitig im Blick zu behalten. Dabei wird uns suggeriert, dass alles von unmittelbarer Bedeutung für unseren ganz persönlichen Alltag sei. Ob es eine Werbung für Balkonblumen aus dem nächsten Baumarkt ist, der politische Aufruhr, der in Kairo im Februar 2011 quasi über Nacht zu einer Revolution und dem Sturz des Regimes führte, oder die Information, dass somalische Piraten einen Hamburger Frachter überfallen und die Besatzung entführt haben – wir werden gewollt oder ungewollt im Telegrammstil über diese Tatsachen informiert, und das auf eine Weise, die uns keine Gelegenheit lässt, Distanz zu wahren. Die Flut der Bilder ist zu stark. Sie lässt keine Wertschätzung im Einzelnen und schon gar keine Differenzierung zu. Wir haben keine Möglichkeit festzustellen, welches Ereignis von nur marginaler oder vielleicht gar keiner Bedeutung für uns persönlich ist.

Das Nachrichtenmagazin *Der Spiegel* geht so weit zu fragen: »Kann unter diesen Bedingungen vernünftig regiert werden?« In dem Beitrag *Die zerhackte Zeit* von Markus Feldenkirchen und Dirk Kurbjuweit hieß es Anfang 2011: »Politik ist anstrengend, Politik macht müde. Das galt immer, aber heute gilt es mehr denn je. Denn das Tempo der Politik hat zugelegt, die Ereignisse überschlagen sich. Jede Minute eine neue SMS, jede Stunde eine neue Schlagzeile, jeden Tag ein neues Thema, alle zwei, drei Wochen ein neues Land. So sah Angela Merkels Alltag seit der Sommerpause aus.«

Nun muss ich zum Glück kein Land regieren. Ich muss auch nicht um die Revolutionäre von Kairo bangen und schon gar nicht über das Schicksal somalischer Piraten entscheiden. Selbst die neuen Blumen aus dem Baumarkt brauchen mich nicht zu interessieren, denn ich habe keinen Balkon. Doch der Computer, über den ich jeden Tag meine E-Mails empfange, oder der übergroße Monitor im Hauptbahnhof, an dem ich auf dem Weg zu meinem nächsten Leseort vorbeitrabe, nehmen darauf keine Rücksicht. Ich werde mit ähnlicher Dringlichkeit über diese Ereignisse informiert wie jeder Regent dieser Erde. Die Art und Weise und Dichte, mit der uns derlei Nachrichten ständig übermittelt werden, sind eine massive Überforderung. Wir müssen lernen, uns davor zu schützen.

Es gilt also, sich abzuwenden, bisweilen unaufmerksam und nicht ständig rational und emotional an allen Themen beteiligt zu sein. Das müssen wir üben, denn genau das Gegenteil davon wird von uns erwartet. Erfolg war einst gepaart mit Ehrgeiz, Höflichkeit mit Empathie, Beliebtheit mit Anteilnahme. Wer schnell dachte, konnte sich als Erster zu Wort melden, wer rasch zu reagieren wusste, war vor den anderen zur Stelle. Jetzt kommen derart rasch und in solcher Fülle immer wieder neue Impulse, dass wir lernen müssen, sie abzuwehren. Besonders aggressiv agieren die neuen Medien. Sie locken mit bunten Aufnahmen, sie reizen uns mit spannenden Dokumentationen. Wir werden gezwungen hinzugucken, unser Gehirn muss dauernd reagieren. Wer alles mitnehmen will, dreht irgendwann durch. Wie oft sitzt man abends erschöpft auf dem Sofa und ist vor allem hirnmüde. Die Sinne und Denkwerkzeuge sind vollkommen überreizt.

Manche versuchen, zu Übungszwecken Weihnachten auszublenden. Sie nehmen sich vor, sich diesem Thema erst in der letzten Adventswoche zuzuwenden – ein nahezu aussichtloses Unterfangen. Werbung, Nachrichten, Mode, Schaufensterdekorationen – jeder und alles ist bemüht, uns schon Wochen, nein Monate im Voraus in Weihnachtsstimmung zu versetzen. Sogar die Unterhaltungsmusik dreht sich nur noch um dieses Thema.

Andere versuchen wegzuhören, wenn sich eine Katastrophe ereignet hat, von der sie genau wissen, dass sie ihr Leben nicht im Geringsten berührt. Auch das ist praktisch unmöglich! Auf allen Kanälen wird gleichzeitig davon berichtet, es werden Sonderberichte eingeblendet. Die geliebte Fernsehserie ist dann auf einmal verschwunden, das wöchentlich erwartete Hörspiel wird nicht gesendet, auch im Radio spukt überall nur noch die Katastrophe herum. Selbst wenn längst keine neuen Erkenntnisse mehr zu vermelden sind – pausenlos wird nur über diesen einen Sachverhalt gesprochen. Keiner darf mehr über irgendetwas anderes nachdenken.

Wir müssen uns angewöhnen, gegen Dringlichkeiten eine gewisse Resistenz zu entwickeln. Gerade im Umgang mit Unvorhersehbarem sollten wir extrem misstrauisch sein. Wir dürfen nicht immer sofort reagieren. Wir müssen uns zur Maxime machen, die Aufgaben, von denen uns vermittelt wird, sie müssten umgehend erledigt werden, besonders kritisch zu hinterfragen und, wo irgend möglich, hintanzustellen.

Bisweilen bete ich mir meine neuen Leitsätze wie Mantras vor: Nimm nicht alles so genau. Sei oberflächlicher, gleichgültiger, leichtfüßiger. Man muss nicht alles wissen. Wenn du in die Tiefe gehen willst, konzentriere dich auf ein Thema. Blende alles andere aus. Lies keine Tageszeitung, sondern Sachbücher. Hör dir Nachrichten nur im Radio an. Vergiss die Online-Dienste!

Ich merkte, wie beruhigend es wirkt, wenn man sich konsequent daran hält. Ich konnte Distanz gewinnen, mich innerlich entspannen und wieder gelassener an meinen Texten schreiben. Wenn ich unterwegs war, um meine Besorgungen zu machen, beobachtete ich mit Verwunderung die Hast der anderen Menschen, die wie ich die Straße entlangliefen. Mir fiel eine Frau auf, die Fahrrad fuhr und gleichzeitig telefonierte. Sie war schlank und gut gebaut, trug eine Jeans mit Freizeitjacke und war offenbar auf dem Weg zum Spielplatz. Vor ihrem Lenker hockte ein Einjähriger im Kindersitz, und rechts von ihr balancierten zwei wenig ältere Kinder mit dick gepolsterten Helmen ihre knallbunten Räder den Bürgersteig entlang. Die Ampel schaltete auf Rot, und die Frau brachte ihr schweres Gefährt nur mühsam zum Stehen. Der Kindersitz mit dem Einjährigen schwankte bedrohlich. Warum, fragte ich mich unwillkürlich, muss die Person gerade jetzt telefonieren?

Wer Multitasking bewusst vermeidet und sich gegen Informationen oder Bilder wehrt, die einen gleichzeitig und überall ereilen, verpasst wahrscheinlich nie wieder einen Termin. Hätte ich an jenem Tag damals, an dem mich die Nachricht vom Bezirksamt ereilte, den Brief beiseitegelegt und weiter entspannt an meinem Text gearbeitet, hätte ich die Verabredung mit meiner Freundin sicher nicht vergessen. Ich hätte ja später mit Anna darüber sprechen können. Sie hat auch Kinder, letzten Sommer ist sogar noch ein drittes hinzugekommen. Sie weiß genau, wie es einen durcheinanderbringt, wenn einem als berufstätiger Mutter der Hort- oder gar Kindergartenplatz nicht genehmigt wird. Wahrscheinlich hätte sie sogar einen Tipp parat gehabt, wie man am besten dagegen vorgeht.

Ein Spruch, den die Homöopathin meiner Kinder oft zitierte, wenn ich abgehetzt ihre Praxis erreichte, heißt: Wenn du es eilig hast, mach einen Umweg. Früher habe ich das nie verstanden, doch allmählich begreife ich, was sie damit meint. Wer sich bemüht, langsamer zu werden, kommt nicht mehr zu spät, denn er hat dazu gar keine Zeit. Er möchte ja um Himmels willen nicht hetzen. Wer eilig ist, glaubt immer, er könne noch dies und das dazwischenschieben und käme trotzdem rechtzeitig ans Ziel. Wenn er merkt, dass er zu spät dran ist, regt er sich auf und beginnt, Fehler zu machen. Er ist nicht mehr konzentriert bei der Sache. Macht er einen Umweg, wird ihm bewusst, dass er sein Ziel sowieso nicht mehr pünktlich erreichen wird. Das wirkt derart beruhigend, dass er am Ende, wenn auch nicht rechtzeitig, so doch entspannt und guter Dinge ankommt.

5. VON SECHZIG AUF FÜNFZIG:

KOMMUNIKATION

Betroffen von der Beschleunigungsmaschinerie ist insbesondere der zwischenmenschliche Umgang, vor allem unsere Kommunikation. Hier gilt ganz offensichtlich die Devise: Wer schneller spricht, ist früher fertig. Ausreden lassen gilt nicht. Ich spreche bewusst weniger, rede langsamer und höre wieder mehr zu.

Neulich war ich mit einer Freundin im Café. Wir hatten uns lange nicht gesehen, sie hatte viel zu berichten, aber auch bei mir war einiges passiert. Meine Freundin redete wie ein Wasserfall, und ich kam einfach nicht dazwischen.

Aber das machte mir gar nichts aus. Draußen war schönes Wetter, das Café befindet sich am Rande eines belebten Platzes, und wir saßen im Freien. Ich trank meinen Latte Macchiato, hörte ihr zu und schaute dabei nach den Straßenhändlern, die hier ihren selbstgemachten Schmuck feilbieten. Da die Sonne schien, waren einige Menschen unterwegs. Sie schlenderten genüsslich von Stand zu Stand, betrachteten die bunten Bänder, Silberringe und fein gefertigten Ohrringe. Es war für mich wie eine Art Meditation, als hätte ich unverhofft Ferien und sei nach Italien gereist.

Meine Freundin redete derweil ununterbrochen weiter, aber ich war mir des außergewöhnlichen Augenblickes bewusst. Ich spürte, wie angenehm es sein kann, mit einem Menschen zu kommunizieren, ohne selbst die ganze Zeit reden zu müssen.

Ich habe mich mehr aufs Zuhören verlegt. Früher hatte ich das Bedürfnis zu reagieren, wenn jemand auf mich einredete, hatte die Angewohnheit, spontan zu erwidern, wenn mein Partner ausgesprochen hatte. Auch kommentierte ich unentwegt die Rede des anderen und flocht eigene Bemerkungen ein. Das hatte dazu geführt, dass wir nicht mehr abwechselnd, sondern oft gleichzeitig sprachen. Ohne Punkt und Komma redeten wir aufeinander ein, wiederholten mehrfach denselben Satz oder nutzten lediglich neue Begriffe, um letztlich dasselbe noch einmal zu sagen. Im Ergebnis sprach so jeder für sich, ohne sich mit dem anderen auszutauschen. Es erinnert an die Texte von Thomas Bernhard, jenem österreichischen Schriftsteller, der dafür berühmt war, seine Leser schonungslos mit einer Wortkaskade aus seitenlangen gleichförmigen Sätzen und monotonen Wiederholungen zu konfrontieren. Sie zeugen von fruchtloser Begegnung, Einsamkeit und tiefer Schwermut.

Die Hast, mit der viele Menschen sprechen und gestikulieren, hat etwas Tragikomisches. Es wirkt wie in einem alten Schwarzweißfilm, der zu schnell gedreht wurde. Die Figuren darin sehen aus wie fremdbestimmte Marionetten. Würden die Menschen sich langsamer bewegen, wirkten sie auf Anhieb völlig normal. Doch wie im Film argwöhnt man, dass ihr Verhalten nicht frei gewählt ist. Das ist das letztlich Tragische daran. Sie agieren nicht, sondern reagieren nur. Dabei wollen sie sich eigentlich mitteilen und erzählen, was sie denken.

Am deutlichsten wird der Mangel an Verständigung, der damit einhergeht, in Telefongesprächen, denn zusätzliche nonverbale Ausdrucksmittel wie Gestik und Mimik fallen hier weg. Wenn beide gleichzeitig reden, kann also wirklich keiner mehr etwas verstehen. Das scheint aber gleichgültig zu sein. Vielmehr gilt es, möglichst schnell möglichst viel zu sagen. Die Frage, die sich einem sofort stellt, ist dabei nur: Warum wird hier überhaupt noch gesprochen?

Jetzt bleibe ich still, sehe mein Gegenüber ruhig bei seinem Vortrag an und pflichte ihm maximal durch stumme Gesten oder Mimik bei. Schon ein Blickkontakt ist ausgesprochen mitteilsam. Dabei muss ich an die südamerikanischen Quechua und Aymara denken, indigene Völker, die auf den Hochplateaus der Anden in Bolivien und Peru leben, einige von ihnen auch in Chile oder Ecuador. Bekanntermaßen sprechen auch sie nicht viel miteinander. Wenn ein Mann eine Frau näher kennenlernen möchte, dann schreibt er ihr keinen Brief oder schickt keinen Unterhändler oder eine Unterhändlerin. Gleich gar nicht würde er auf die Idee verfallen, die Dame seines Herzens einfach anzusprechen. Vielmehr setzt er sich unauffällig in ihre Nähe, sei es auf dem Markt oder abends in der Nähe des Dorfplatzes, wenn sie mit ihren Freundinnen oder anderen Familienmitgliedern beisammensitzt, und wirft ihr vorsichtig kleine Steinchen über den Boden zu. Reagiert sie darauf, kann er sein Werben intensivieren. Signalisiert sie ihm, dass sie seine Zuneigung erwidert, wird er sich nach einiger Zeit aufmachen, sie zu Hause bei ihren Eltern besuchen und fragen, ob sie heiraten dürfen. Was für eine stille und poetische Form, einander näherzukommen.

Die Gesprächspausen, die durch mein neues Verhalten bisweilen eintreten, sind für mich, ähnlich wie in den Stücken des russischen Literaten Anton Tschechow, ein Fingerzeig. Ich genieße diese Momente fast noch mehr als das eigentliche Gespräch. Während sie mich daran erinnern, dass ich mich nicht mehr von der allgemeinen Hast anstecken lassen will, verweisen sie in Tschechows Stücken auf die Eintönigkeit und Langeweile im Leben seiner Protagonisten, auf die Sprachlosigkeit, die zwischen ihnen über die Jahre des Zusammenlebens entstanden ist. Tschechow legte großen Wert auf dieses nonverbale Ausdrucksmittel. Da die Gleichförmigkeit in den Lebenssituationen, die er darzustellen suchte, omnipräsent war, setzte er Pausen in inflationär hoher Zahl. In dem Drama »Drei Schwestern« steht allein über sechzig Mal ein feierliches »pausa« in den Regieanweisungen. Im Original sind sie nicht zu übersehen, mittig platziert und definieren einen eigenen Abschnitt. Kein Theaterzuschauer würde das aushalten, aber wenn man Tschechow so inszenieren würde, dass jede Pause eine Minute lang ist, würde die Aufführung dieses Stückes eine ganze Stunde länger dauern. Und in dieser Stunde würde nichts passieren.

Aber ich reduzierte nicht nur meine Redegeschwindigkeit. Auch was die mannigfaltigen anderen Kommunikationsmittel angeht, bemühe ich mich um Reduktion und Entschleunigung. Ich lese, frei nach den Theorien von *Slow-E-Mail*, nur noch einmal am Tag meine E-Mails, gehe wochentags zwischen acht und elf Uhr morgens nicht mehr ans Telefon und lasse jedes Mal Stunden vergehen, bevor ich eine SMS beantworte. Während der Wochenenden war ich, seit ich Kinder habe, schon immer schlecht zu erreichen. Jetzt mache ich daraus ein Prinzip. Ich gehe freitagabends offline und nur noch begrenzt an Festnetz- oder Mobiltelefon. Die ständige Erreichbarkeit, zu der uns die neuen Medien anhalten, ist sowieso kompletter Wahnsinn. Schließlich bin ich keine Bereitschaftsärztin oder Sicherheitsbeamtin, die eigens dafür bezahlt wird. Ich bemühe mich, Arbeit und Freizeit wieder bewusst voneinander zu trennen.

Es klingt merkwürdig, aber in einem Zeitalter, in dem es mehr Kommunikationsmittel gibt als je zuvor, sind wir in eine Situation geraten, die uns zwingt, uns vor dem übermäßigen Einsatz dieser Mittel zu schützen. Anders ist sie nicht mehr kontrollierbar. Fast jeder von uns kennt den Charlie-Chaplin-Film *Modern Times*. Er entfaltet besondere Komik in der Sequenz, in der Chaplin nach der Arbeit auf die Straße tritt, die beiden Schraubenschlüssel, mit denen er in der Fabrik den ganzen Tag im Einsatz war, fest in beiden Händen, und sich über alles hermacht, was einer Mutter oder einem Schraubenkopf ähnelt. An allen möglichen und unmöglichen Objekten muss er sich mit einer kurzen Drehbewegung versuchen. Er kann einfach nicht aufhören zu arbeiten. Erst nachdem er sich an die Mantelknöpfe von Passanten und andere Kleidungsstücke herangemacht hat und wütend in die Flucht geschlagen wurde, kommt er zur Ruhe.

Wir haben keinen, der uns ausbremst. Die technischen Mittel, die erfunden wurden, um uns die Arbeit zu erleichtern, sind derart multifunktional auch im Alltag und fernab unserer Arbeitsplätze einsetzbar, dass auf den ersten Blick gar nicht zu verstehen ist, warum man sie nicht auch dort benutzen sollte. Bekanntermaßen fällt es vielen Menschen sogar im Urlaub schwer, offline zu gehen und wenigstens dann eine Zeitlang unerreichbar zu sein. Sie müssen fortwährend mit den Fingerspitzen auf einer Tastatur herumtippen.

Entsprechend hat sich unser Verhalten verändert. Die Hände halten nicht mehr still. Wir sind fahrig und unkonzentriert geworden, können uns die einfachsten Fakten oder Telefonnummern nicht mehr merken und haben dauernd mehrere Sachen gleichzeitig im Kopf. Wir legen uns nicht mehr auf einzelne Verabredungen fest, sondern sagen überall zu und entscheiden erst dann, zu welchem Fest wir gehen wollen, wenn es längst zu spät ist, die anderen abzusagen. Der spielerische Fechtkampf ist zu einem Krieg an mehreren Fronten geworden. Wir stehen nicht in Konkurrenz zu den Maschinen, so blöd sind wir nicht. Wir rennen nicht mit einem Computer um die Wette. Aber wenn wir uns keine Ruhezonen einbauen, in denen die technischen Mittel, die uns zur Verfügung stehen, nicht greifen, verändern die Maschinen unser Verhalten und letztlich auch uns. Wir geraten in Kampfstimmung.

Mit Vergnügen beobachte ich, dass ich, wenn ich montags oder sonntagabends wieder online gehe, bisweilen gar keine neuen E-Mails vorfinde. Zunehmend kommen weniger Anrufe und Nachrichten bei mir an. Ob meine Umgebung Rücksicht auf mein neues Vorhaben nimmt? Oder habe ich einige vielleicht schon damit angesteckt? Wer nicht prompt auf eine Nachricht reagiert, bekommt selbst keine schnellen Antworten mehr. Das hektische Pingpong der Rede und Gegenrede kommt allmählich zur Ruhe.

Ich achtete auch darauf, nicht mehrere Kommunikationsmittel gleichzeitig zu benutzen. Der Zeitdruck, der dadurch entsteht, dass man während eines Telefonats auf dem Festnetz auch noch prüft, ob neue E-Mails eingegangen sind, und am liebsten gleichzeitig noch per Mobiltelefon eine SMS beantwortet, scheint mir inzwischen geradezu absurd.

Das Problem an dieser Arbeitsweise, so konnte ich in der mehrfach zitierten Studie von Gloria Mark, Arbeitswissenschaftlerin von der University of California in Irvine, lesen, sind die Unterbrechungen. Den typischen Büroangestellten halten diese offenbar mehr von der Arbeit ab als alles andere. Mark beobachtete mit ihren Doktoranden 24 Angestellte einer Unternehmensberatung für Finanzdienste, die in ihrem Job rund ein Dutzend Projekte gleichzeitig abwickeln müssen. Wie Ethnologen verfolgten sie die Analysten, Programmierer und Projektmanager. Drei Tage lang protokollierten sie jede Tätigkeit und jede Unterbrechung, vom Kaffeeholen über Anrufe bis zum Lesen der eintreffenden E-Mails.

Das Ergebnis, so der Journalist Max Rauner in seinem Bericht über die Studie, konnte sich sehen lassen: »Nach 700 Stunden Beobachtungszeit lautete die erschütternde Bilanz: 57 Prozent aller Arbeiten werden nicht zu Ende geführt, sondern unterbrochen, die Hälfte davon durch äußere Faktoren wie E-Mails, klingelnde Telefone oder Kollegen, die andere Hälfte ohne erkennbaren Grund. Im Durchschnitt arbeiten Angestellte nur 11 Minuten kontinuierlich an einer Aufgabe. Wer seine Arbeit unterbricht, arbeitet an zwei anderen Themen, bevor er sie wiederaufnimmt. Und nur drei Viertel der unterbrochenen Aufgaben werden am selben Tag wiederaufgenommen.«

Jeder von uns kennt das. Wir führen ein Telefongespräch oder schreiben eine SMS – womöglich beides gleichzeitig –, und der Computer summt und macht uns darauf aufmerksam, dass wir eine E-Mail bekommen haben. Wir müssen unsere Tätigkeit unterbrechen. Im schlimmsten Fall klingelt es auch noch an der Haustür, und der Paketdienst bringt eine Lieferung. Wenn wir endlich wieder am Schreibtisch sitzen, wissen wir nicht mehr, wo wir stehengeblieben waren. Wir müssen wieder ganz von vorn beginnen.

Nicht alle Unterbrechungen seien schlecht, so die Wissenschaftlerin Mark in ihrer Studie. Manche könnten auch stimulieren und eine monotone Tätigkeit auflockern. Doch je häufiger jemand die Aufgabe wechsle und je mehr Projekte er oder sie gleichzeitig zu behandeln versuche, desto größer seien die Reibungsverluste, weil er jedes Mal eine gewisse Aufwärmzeit brauche, um sich wieder zu orientieren und weiterzuarbeiten.

Zu den größten Stressfaktoren im Büro, zitiert Rauner die Studie, gehörten E-Mails und Instant Messaging, also Programme, mit denen Angestellte einer Firma sich Kurznachrichten schickten. Auf 40 Prozent der Mails, so konnte herausgefunden werden, reagierten die Mitarbeiter innerhalb von zwei Sekunden, aufgeschreckt durch den E-Mail-Gong oder ein Textfenster am Bildschirmrand. Neue Informationen drängen sich immer unmittelbar nach vorn und sind, wie schon erwähnt, so geartet, dass sie sofort unsere Aufmerksamkeit wecken.

Doch es gibt Hoffnung. Technik hat die Unruhe in den Alltag gebracht, entsprechende Technik soll den Schaden nun wieder richten. Softwareentwickler arbeiten, so Rauner, an sogenannten elektronischen Türstehern, die erkennen sollen, ob jemand gerade unterbrochen werden möchte oder nicht – und das automatisch, ohne dass man eine Auszeit im elektronischen Kalender reservieren oder den Anrufbeantworter einschalten muss.

Am weitesten ist diese Technik bei den Berufen fortgeschritten, in denen Multitasking lebensgefährlich werden kann, etwa im Verkehr oder beim Militär. Infanteristen, die im Straßenkampf nach Deckung suchen, können sich nicht gleichzeitig auf eine lange Durchsage in ihren Kopfhörern konzentrieren. Das amerikanische Militärforschungsinstitut DARPA experimentiert daher mit tragbaren Sensoren, die den Schweiß, den Puls und Gehirnströme der Soldaten messen. Ein Minicomputer kombiniert die Daten und berechnet daraus eine Art kognitiven Stresszustand. In kritischen Situationen sollen einfache Signale nicht mehr per Sprechfunk, sondern über Vibrationsalarm am Gürtel übermittelt werden.

Nicht weniger kritisch ist die Situation im Straßenverkehr. Wer überholt oder auf eine unübersichtliche Kreuzung oder einen Stau zufährt, sollte nicht ausgerechnet jetzt durch einen Anruf abgelenkt werden. Volvo bietet für Oberklassewagen ein Assistenzsystem, das Blinker, Motordrehzahl, Bremsen und Gaspedal überwacht und daraus auf die Verkehrssituation schließt. Setzt der Fahrer gerade mit Vollgas und Blinker zum Überholen an, hört der Anrufer ein Besetztzeichen. Außerdem werden Durchsagen des Navigationssystems oder optische Signale, wie der Hinweis auf niedrigen Benzinstand, für einige Sekunden unterdrückt.

Eine Idee, die nicht jeden Autohersteller überzeugt. Bei BMW fürchtet man, der Fahrer könnte sich von einem derartigen elektronischen Schutzengel bevormundet fühlen. Die Forschungsabteilung Mensch-Maschine-Interaktion setzt daher darauf, dass nicht das Auto, sondern der Anrufer entscheidet, ob die Situation gerade passt. Auch hier wertet der Bordcomputer die Verkehrssituation aus. Anstatt Anrufe abzublocken, wird der Anrufer in diesem Fall jedoch automatisch über die Situation informiert. »Ihr Gesprächspartner befindet sich gerade in einer kritischen Verkehrssituation, soll der Anruf dennoch durchgestellt werden?«, könnte es dann heißen.

Das alles sind sehr ausgefeilte und technisch aufwendige Möglichkeiten, doch man kann auch einfach individuelle Tricks entwickeln, wenn man sich der ständigen Erreichbarkeit und den damit verbundenen Unterbrechungen entziehen will. Ein Hilfsmittel ist die Konzentration auf ein Medium oder auf eine bestimmte Technik, es zu nutzen. Manche gehen prinzipiell nicht mehr ans Telefon. Sie lassen den Anrufbeantworter laufen und rufen nur dann zurück, wenn es ihnen notwendig erscheint. Andere haben den Anrufbeantworter ganz abgeschafft. Sie prüfen maximal die Telefonnummern der Anrufer auf ihrem Display, wenn sie nach Hause kommen, und überlegen sich, ob und wen sie zurückrufen sollen.

Dritte wiederum beantworten praktisch nie eine Nachricht, die sie über E-Mail erhalten haben. Bis man eine Antwort von ihnen bekommt, kann es Wochen dauern. Es wirkt, als befänden sie sich auf einer einsamen Insel und hätten keinerlei Zugang zum Netz. Geht man jedoch auf ihre Facebook-Seite, merkt man, dass sie sehr wohl im Internet unterwegs sind. Mehrmals am Tag finden sich entsprechende Einträge. Über diese eine Kommunikationsplattform tauschen sie sich mit zahlreichen Freunden gleichzeitig aus. Das ist ihr persönlicher Kanal zum Rest der Welt, hier sind sie gut erreichbar. Wieder andere findet man am besten per SMS. Sie lesen die Kurz-Nachrichten auf ihrem Mobiltelefon und geben prompt eine Antwort.

Da sich die Technik pausenlos weiterentwickelt und ständig neue Geräte hinzukommen, ist es nicht immer leicht herauszufinden, wie man seine Freunde – hat man eine Zeitlang nicht mit ihnen gesprochen – am besten erreichen kann. Noch schwieriger ist das bei Kollegen, Geschäftspartnern oder Fremden. Obwohl wir heute mannigfaltige technische Möglichkeiten haben, miteinander zu kommunizieren, ist es schwierig, zu dem Einzelnen wirklich vorzudringen.

Ich erinnere mich noch gut an die Zeiten, in denen ich froh war, wenn ich überhaupt einen Telefonanschluss hatte. Das ist noch gar nicht so lange her. In meiner Studienstadt Heidelberg musste man in den achtziger Jahren sechs Wochen warten, bis man einen Festnetzanschluss bekam. Alle Verbindungen waren analog, wir bemühten uns, abends und nachts zu telefonieren, denn um diese Uhrzeit gab es billigere Tarife, und wenn es stark geregnet hatte, konnte es passieren, dass die Leitungen absoffen. Dann war im Telefonhörer nur mehr ein lautes Rauschen zu hören.

Auch in unserer Berliner Wohnung hatten wir bei unserem Einzug Ende der neunziger Jahre noch einen analogen Festnetzanschluss. Dann kam die Digitalisierung, und uns wurden für diesen privaten Hausanschluss, über den wir als Freiberufler auch die meisten beruflichen Gespräche führen, Modalitäten angeboten, mit deren Hilfe wir unsere Kommunikation beschleunigen konnten. Das Attraktivste an dem Angebot war, dass man uns in Aussicht stellte, ab sofort direkten Zugang zum Internet zu haben. Wir willigten also ein, bekamen einen ISDN-Anschluss und konnten fortan gleichzeitig online gehen, telefonieren und mehrere Telefongespräche führen. Das war sensationell.

Wenige Jahre später meldete sich eine Mitarbeiterin unserer Telefonbetreibergesellschaft und verkündete, es gäbe inzwischen noch bessere Angebote. Gegen ein gewisses Aufgeld könnten wir unsere Kommunikation entschieden beschleunigen. Statt, sagen wir mal, 250 Einheiten die Sekunde könnten sie ab sofort 2500 Einheiten pro

Sekunde durch unsere Leitung jagen, wir bekämen dann wesentlich mehr Informationen als zuvor, und das für alle Nutzer des Anschlusses gleichzeitig. Wir überlegten nicht lange und nahmen das Angebot an. Die Neuheit wurde irgendwo installiert, im Netz, in unserem Kabel oder wer weiß wo, und ab sofort ging wirklich alles schneller: Bilder, Texte, Websites, ganze Videos kamen mühelos bei uns an. Selbst umfangreiche Datenmengen konnten wir jederzeit verschicken und herunterladen.

An das neue Tempo unserer Daten gewöhnten wir uns relativ rasch. Beim nächsten Anruf von der Betreibergesellschaft fanden wir es fast schon ein wenig langsam und waren durchaus einverstanden, es weiter zu beschleunigen. Der neue Tarif erschien uns im Vergleich zu den Annehmlichkeiten, die er mit sich brachte, marginal.

Diese Art Telefongespräche wiederholte sich. Irgendwann, wir hatten immer schnell alle Angebote angenommen, brach unser Internet zusammen. Wir hatten plötzlich keinen Zugang mehr zum Netz. Ich dachte, es läge vielleicht an den vielen Baustellen in unserem Viertel. Möglicherweise hatte ein Baggerfahrer das Kabel durchtrennt. Wir fuhren alle Geräte herunter und machten einen Neustart. Das, immerhin, gelang, doch in den nächsten Wochen brach das Netz noch häufiger zusammen. Hinzu kam, dass auch unsere Telefongespräche neuerdings gestört wurden. Entweder unser Gesprächspartner konnte uns plötzlich nicht mehr hören oder wir ihn nicht, oder die Verbindung brach gleich ganz ab. Regelmäßig musste ich Freunde, Verwandte oder auch Kollegen und Auftraggeber, mit denen ich gerade noch gesprochen hatte, neu anwählen, mich entschuldigen und um Verständnis bitten. Hatte ich das Gespräch wiederaufgenommen, brach es unter Umständen bald wieder ab, und alles begann noch einmal.

Ich fühlte mich unliebsam an die achtziger Jahre erinnert, als ich zu Zeiten von Solidarność und Kriegsrecht in Polen studierte und meine sämtlichen Telefongespräche vom Geheimdienst überwacht wurden. Auch damals wurde meine Verbindung oft urplötzlich gekappt, insbesondere wenn ich am Telefon erzählte, wie schlecht es den Polen gerade wieder ging.

Schließlich wurde es uns zu bunt. Obwohl wir wie immer unter Zeitdruck standen und es überhaupt nicht unsere Art ist, riefen wir die Betreiber an und beschwerten uns. Und siehe da, wir waren im Recht. Unser Problem hatte weder mit dem Geheimdienst zu tun, noch lag es an einem wild gewordenen Baggerfahrer. Nach eingehender Prüfung wurden wir vielmehr beschieden, unser Datentransfer habe eine Geschwindigkeit erreicht, die jenseits der Kapazität unserer Leitung lag. Sowohl bei Telefongesprächen als auch im Internet – so erklärte man uns geduldig – spielte das sogenannte Grundgeräusch eine alles entscheidende Rolle. Es ist eine Art Mit-Laut, der jeglichen Datentransfer begleitet. Werden zu viele Daten gleichzeitig übermittelt, können sie nicht mehr einzeln von dem Grundgeräusch unterschieden und präzise weitergegeben werden. Man würde sie – im wahrsten Sinn des Wortes – nicht mehr verstehen. Die Verbindung würde dann automatisch unterbrochen.

Wir hatten offenbar einem Tarif zugestimmt, den wir zwar bezahlen konnten, dessen Möglichkeiten allerdings jenseits eines gewöhnlichen ISDN-Anschlusses lagen. Anstatt uns über unsere Grenzen zu informieren, hatten uns die einzelnen Mitarbeiter des Betreibers nur die Kapazitäten unseres Datentransfers vermittelt. Sie wollten uns den neuen Tarif verkaufen.

Schleunigst machten wir die Vereinbarung rückgängig – nicht ohne uns wutschnaubend im Freundeskreis darob zu ereifern, wohin der stete Kampf um Wettbewerbsvorteile in der kapitalistischen Marktwirtschaft führen würde. Der Kunde werde grundsätzlich mangelhaft informiert. Er erfahre von Risiken und Nebenwirkungen immer erst, nachdem er bezahlt habe, und sei prinzipiell der Dümmste.

Angesichts dieser anhaltenden Beschleunigungsversuche lobe ich mir Computerspiele wie *Bus-Simulator 2009* oder *Angeln 2010*. Sie simulieren akribisch das Berufsleben von Busfahrern, Landwirten oder U-Bahnführern und haben derzeit Hochkonjunktur. In grenzenloser Monotonie fährt ein Stadtbus schnurgerade durch einen säuberlichen Vorort. Die Häuser sind frisch gestrichen, die Vorgärten sauber gekämmt, die Bürgersteige aufgeräumt. Es gibt praktisch keinen Gegenverkehr. Aufgabe des Computerspielers ist es, in dem friedlichen Bus als Fahrer Platz zu nehmen und ordentlich die Haltestellen an der Strecke abzufahren. Er muss das Fahrzeug umsichtig an den Bordstein ran- und wieder weglenken, die Fahrgäste ein- und aussteigen lassen und sich vor allen Dingen an die Regeln des Straßenverkehrs halten. Abends nach der Schicht gilt es, den Bus wohlbehalten auf den Großparkplatz zurückzubringen.

Fährt der Fahrer zu schnell, bekommt er einen Strafzettel. Hat er bei Regen vergessen, die Scheinwerfer einzuschalten: Strafzettel. Mangelhaftes Blinken, Zebrastreifen übersehen, Handzeichen vernachlässigt: Strafzettel, Strafzettel, Strafzettel. Häufen sich derlei Lapsus, muss er die

Busfahreruniform gleich ganz ausziehen. Die Lizenz wird ihm entzogen.

Etwas Eintönigeres als dieses Spiel hätte sich kein Mensch ausdenken können, doch es erfreut sich immenser Beliebtheit – insbesondere bei deutschen Computerspielern. Wir brauchen alle ein wenig Ruhe.

Wer genug vom Busfahren hat, kann auf andere Varianten umsteigen. Hektisch sind auch diese Spiele nicht. Der Gabelstaplerfahrer zum Beispiel hat dreißig Minuten Zeit, um acht Paletten aufeinanderzuschichten. Wem das immer noch zu aufregend ist, dem bleibt *Angeln 2010*. In diesem Spiel muss man weder reden noch denken, nur die Rute auswerfen und so lange warten, bis der Fisch angebissen hat. Im Hintergrund hört man plätschernde Musik.

6. VON FÜNFZIG AUF VIERZIG:

KINDER

Turnprogramm, Musikunterricht, Schulaufgaben, Geburtstagseinladungen, Museumsbesuche – was kann man nicht alles in einen Kindernachmittag stopfen? Ich verlangsame unseren Familienalltag und übe mich in Geduld. Langeweile und Mußestunden sind nicht nur erlaubt, sondern erwünscht.

Mein Bruder Christoph ist von Natur aus eigentlich kein hastiger Mensch. Er ist im Gegenteil ein recht gemütlicher Zeitgenosse, der sich gern, besonders abends, wenn er seinen breiten Salonsessel erreicht und es sich darin erst einmal richtig bequem gemacht hat, auf lange Gespräche über das Leben im Allgemeinen und den Einzelnen im ganz Besonderen einlässt. Dazu trinkt er gern das eine oder andere Glas Rotwein, und je länger der Abend, desto reicher fließt der Wein und desto philosophischer werden seine Gedanken.

Doch diesen ausgesprochenen Genießer und Lebemann hat, seit er Vater geworden ist, eine gewisse Unruhe erfasst. Nun gibt es Situationen, in denen selbst er ungeduldig, wenn nicht gar ungehalten werden kann. Solche Momente treten morgens früh an Wochentagen ein, und mit früh meine ich den Zeitraum zwischen sechs und acht Uhr, eine Uhrzeit, zu der viele Menschen längst arbeiten, andere noch fest schlafen, einige aber, und zwar insbesondere die Eltern von Schul- und Kindergartenkindern, zu Megastress auflaufen. Die Bedingungen, diese Phase unbeschadet und souverän zu überstehen, sind denkbar ungünstig. Alle sind müde, müssen sich jedoch eilig anziehen und für die Schule fertigmachen. Keiner hat Appetit, doch jeder muss etwas essen. Und immer fehlt genau dann, wenn es endlich losgehen soll, der alles entscheidende Gegenstand, sei es der Ranzen, sei es der Turnbeutel, sei es das Geschenk für den Schulfreund, der am Nachmittag zum Geburtstag eingeladen hat, sei es die gefüllte Pausenbrotbüchse, eine mütterliche Unterschrift unterm Mathetest, die passende Mütze oder das entliehene Comicheft, das dringend zurückgegeben werden müsste. Es gibt wohl kaum einen Elternteil, der nicht mit Grauen an diese Tageszeit denkt. Was auch immer dabei schiefgeht – es überschattet den ganzen Tag. Erst nachmittags, wenn die Kinder aus der Schule zurück sind, oder sogar erst nach Feierabend können etwaige Wogen wieder geglättet werden.

Nun, Christoph hat Söhne, und zwar zwei, und es gehört zu seinen Rechten und Pflichten, die beiden jungen Herren jeden Morgen auf dem Weg zu seinem Büro in der Schule abzusetzen. Und jeden Morgen steht das Haus um diese Uhrzeit kurz vor einem Vulkanausbruch. Neulich war es wieder so weit. Mein Bruder stand fertig an der offenen Haustür, klapperte mit dem Autoschlüssel und suchte das Abschiedsprocedere durch barsche Anweisungen voranzutreiben. »Zieht euch an.« »Wo sind die Fußballschuhe?« »Habt ihr die Butterbrote eingepackt?« »Vergesst nicht eure Mützen!« Sein älterer Sohn schlüpfte in die Schuhe, griff sich die Handschuhe und den Ranzen und zog hinaus Richtung Auto. Der jüngere hingegen war noch lange nicht fertig. Gemächlich saß er am Boden und band sich die Schnürsenkel, nachdenklich suchte er seine Sachen zusammen, und als er endlich seine Jacke zuknöpfte, hatte man immer noch den Eindruck, er habe nicht die geringste Absicht, heute pünktlich in der Schule anzukommen. Mein Bruder wäre vor Ungeduld beinahe geplatzt. Jeden Morgen das Gleiche. Warum konnte sich der Junge nicht beeilen? Endlich war es so weit, noch ein Kuss von der Mutter, und dann trabten Vater und Sohn gemeinsam im Laufschritt den Gehweg entlang. Als sie endlich im Auto saßen, fragte mein Bruder mit Blick in den Rückspiegel: »Warum bist du nur immer so langsam?«

Sein Sohn erwiderte den Blick und sagte: »Ich bin nicht langsam, Papi. Du bist zu schnell.«

Kinder haben ihr eigenes Zeitgefühl. Sie leben ganz im Hier und Jetzt. Es gibt kein Später oder Bald, kein Morgens oder Abends. Zeiträume, die über die eigene Lebensspanne hinausgehen, sind für sie unvorstellbar. Ein straffer Zeitplan ist unter solchen Bedingungen kaum durchsetzbar. Am besten, man versucht es gar nicht erst.

Was meine Recherchen zur Langsamkeit anging, konnte ich allerdings sehr viel von den jüngeren Mitgliedern unserer Gesellschaft lernen. Für einjährige Krippenkinder fühlt sich der morgendliche Abschied von der Mutter oft noch endgültig an. Schon wenn sie in ein anderes Zimmer geht, ist die Mama plötzlich weg. Auf manche Kinder wirkt das derart bedrohlich, dass sie in Tränen ausbrechen. In der zweiten Hälfte des zweiten Lebensjahres wächst allmählich das Gefühl dafür, ob die Zeit bis zur Rückkehr der Mutter eher lang oder kurz ist, und die Kinder müssen noch einige Jahre älter werden, bis sie merken, ob überhaupt Stunden vergangen sind und wie viele.

Selbst in dem Alter, in dem Kinder in die Schule kommen, wissen sie gemeinhin nicht, welche Tageszeit herrscht, ob es Montag oder Freitag ist, April oder September, Sommer oder Winter. Meine Tochter Mücke fragt oft mit Blick zum Himmel hinauf: Ist das die Morgensonne oder die Abendsonne? Sie kann mit ihren acht Jahren in den Ferien das Frühstück nur dadurch von Mittag- oder Abendessen unterscheiden, dass es morgens meist etwas Süßes gibt wie Müsli oder Corn Flakes. Wenn die Frage nach der Sonne mit Abendsonne beantwortet wird, fängt sie manchmal an zu weinen, weil sie traurig ist, dass der Tag schon zu Ende geht: »Jetzt haben wir für so viele Sachen keine Zeit mehr.«

Bei der Einordnung von kürzeren Zeitintervallen ist konkrete Erfahrung wichtig. Mit: »In einer halben Stunde gehen wir los«, können Kinder in den ersten Grundschuljahren wenig anfangen. Wenn ich Mücke sage, dass wir losgehen, sobald ich fertig gespült habe, dann weiß sie Bescheid. Wie lange es dauert, bis alle Tassen und Teller abgespült, das Besteck gewaschen, abgetrocknet und wieder in der Schublade gelandet ist, hat sie mehrfach erfahren.

Besonders schwer tat sie sich mit fest vereinbarten Terminen. Ein halbes Jahr lang hatte sie mich bearbeitet, sie würde unendlich gern Flöte spielen. Alle ihre Freundinnen würden mindestens ein Instrument erlernen, sie wolle das auch. Ich habe bei Gott nichts dagegen, dass mein Kind musiziert, aber ich erinnere mich aus meiner Kindheit noch sehr genau daran, was das im Einzelnen bedeutete: Einmal die Woche, wenn nicht öfter, musste ich zur Musikstunde fahren, anschließend nach Hause zurück und vor allem: Üben, üben, üben. Und wer hatte die meiste Arbeit damit? Meine Mutter. Sie musste mich hinbringen, abholen und fortwährend zu den Übungsstunden ermahnen. Das wollte ich mir, inzwischen selbst Mutter, eigentlich gern ersparen.

Aber ich gab Mückes Bitten nach, trieb irgendwo eine gebrauchte Blockflöte auf und brachte mein Kind mit etwas Glück bei einem Flötenlehrer unter, der seinen Unterricht sogar in der Schule erteilte, in die meine Kinder gingen. Mücke musste also an diesem Tag nur vom Hort aus zwei Stockwerke hinauflaufen, und schon konnte die Stunde beginnen. Wir vereinbarten einen Termin, und fortan durfte mein Kind dienstags um 14 Uhr Flöte spielen lernen.

Nur – wer sollte sie daran erinnern? Mücke selbst dachte jedenfalls nicht daran. Kurze Zeit nachdem die Flötenstunden vereinbart worden waren, hatte sie auch schon die erste Stunde verpasst. Nachmittags holte ich sie von der Schule ab, fragte fröhlich, wie denn der Musikunterricht gewesen sei, mein Tochterkind aber machte ein langes Gesicht. Sie hatte die Stunde vergessen, vertrieft, mit den anderen Kindern gespielt und einfach keine Sekunde lang daran gedacht. Ich hätte heulen können. Der nette Lehrer, die große Mühe, das viele Geld – alles vergeblich!

Der nächste Dienstag nahte: Wir sprachen morgens beim Frühstück über den Flötenunterricht, ich malte Mücke mit dickem schwarzen Filzstift in Versalien ein FLÖTE auf den rechten Handrücken, drückte ihr feierlich die Instrumententasche in die Hand, schaute ihr beim Abschied tief in die Augen und erinnerte sie noch einmal an die Stunde. Doch ich wusste genau: Bis zum Nachmittag hatte sie das längst vergessen. Am liebsten hätte ich Mücke einen Wecker um den Hals gehängt, der um 13.55 Uhr laut und vernehmlich bimmelte.

Ich klagte Mückes Horterzieherin mein Leid, und sie schlug vor, Mücke eine Uhr zu schenken und darauf Zeiger zu kleben, die genau auf 14 Uhr zeigen. Die Idee war gut, aber ich wusste, dass bei Mücke auch das nichts helfen würde. Mein Kind fand es sicher todschick, eine eigene Armbanduhr zu tragen, aber sie prüfte zu gegebener

Zeit anhand dieses eleganten Accessoires sicher nicht nach, ob ihre Flötenstunde bald beginnen würde. Es half alles nichts: Wenn wir ganz sicher sein wollten, dass sie ihre Stunde nicht verpasste, musste einer von uns beiden dienstags, kurz vor 14 Uhr, in die Schule fahren und Mücke daran erinnern.

Selbst Jugendlichen fällt es noch schwer, Zeitabläufe korrekt einzuschätzen. Sie haben zwar längst gelernt, die Uhr zu lesen, sie ahnen, wie lang ihr Schulweg dauert, und wissen, was der Unterschied zwischen Ferien- und Unterrichtszeit ist. Aber wie lange einzelne Prozesse dauern können, die neu für sie sind, und wie viel Mehrzeit man dafür einplanen muss, wissen sie immer noch nicht. Nicht zuletzt kommt mit der Pubertät ein drastischer Hormonwandel auf sie zu, der insbesondere männlichen Heranwachsenden generelle Verlangsamung beschert.

Nicht umsonst haben die meisten von uns die eigene Kindheit in ihrer Erinnerung als einen Lebensabschnitt abgespeichert, in dem wir unendlich viel Zeit zur Verfügung und eigentlich fast nichts zu tun hatten. Unsere Erinnerungen sind korrekt, aber wir hatten damals völlig andere Maßstäbe. Mit unserem Zeitmanagement im Erwachsenenleben heute ist das nicht zu vergleichen.

Peu à peu müssen sich Kinder an ihre, unsere und allgemeingültige Zeitpläne gewöhnen. Wir müssen sie in der Schulzeit morgens rechtzeitig aus dem Bett rütteln, ihnen vermitteln, dass sie pünktlich im Klassenraum zu sitzen haben und dass auch die Ballettlehrerin oder der Fußballtrainer nachmittags nicht ewig auf sie warten. Wir müssen ihre Gewohnheiten Halbjahr für Halbjahr neu an die Sommer- oder Winterzeit anpassen, sie an Hausaufgaben und das Üben ihres Instrumentes erinnern, sie steuern, gängeln, ermahnen, wir müssen zeitlich den Überblick bewahren, denn sie selbst sind dazu nicht in der Lage.

Das macht keinen Spaß, schließlich kann man ihnen nachfühlen, wie schwer das frühe Aufstehen fällt und wie unangenehm ein Weg rasch werden kann, der kein Spaziergang, sondern an einen festen Termin gebunden ist – ganz abgesehen davon, dass wir selbst auch nicht immer in der Stimmung sind, derlei souverän und liebevoll zu meistern. Aber es wäre unfair, ihnen dabei nicht zu helfen. Wir müssen ihnen die Chance geben, das zu lernen.

Gleichzeitig dürfen wir nicht den gleichen Druck auf sie ausüben, den wir aus unserem Erwachsenen- und Berufsleben kennen. Es ist wichtig, dass ihr System nicht mit unserer Hektik kollidiert. Ich werde nie vergessen, wie erschrocken ich war, als Murkel mit knapp sechs Jahren zum ersten Mal das Wort Stress benutzte. Die Klassenfahrt stand an, Montag sollte es losgehen, Freitag wieder zurück, und ich half ihm, seinen Koffer zu packen. Hausschuhe, Socken, Schlafanzug – alles musste in einigermaßen sinnvoller Ordnung hineingestapelt werden. Jetzt konnte ich ihn dabei noch unterstützen, doch auf der Rückfahrt musste er das allein schaffen. Ich fragte ihn, ob er sich das zutraut, und er meinte: »Na klar, ich fang schon am Donnerstag damit an. Wer weiß, was am Freitag noch alles zu tun ist. Nicht, dass ich am Schluss in Stress gerate.«

Ich schaute meinen Sohn nachdenklich an. Woher kannte er dieses Wort? Ist es nicht eine der schönsten Eigenschaften von Kindern, dass sie gerade nicht in Stress geraten können? Hatten wir ihn zu sehr unter Druck gesetzt?

In der Tat komme ich gern pünktlich und erledige meine Angelegenheiten möglichst nicht auf den letzten Drücker. Wenn ich unter Druck stehe, werde ich schnell hektisch und ungeduldig. Meine Kinder bekommen das mit und bemühen sich zu kooperieren, soweit sie können. Vielleicht hatte ich es damit ein wenig übertrieben.

Meine Kinder gehen auf eine Schule mit Reformcharakter. Hier lässt man den Schülern ausdrücklich in ihrer Entwicklung Zeit und übt keinen Leistungsdruck aus. Wenn ich aus meinem gewohnten Berufsalltag auf das Schulgelände komme, fühle ich mich jedes Mal, als hätte ich eine Vollbremsung gemacht. Schon auf dem Hof herrscht ein vollkommen anderes Tempo. In einem Sandkasten, der so weitläufig ist wie ein Meeresstrand, sitzen einige Kinder und bauen hingebungsvoll Gärten mit Zäunen und Wällen, hohen Türmen und tiefen Schächten. Im Sommer drehen sie zusätzlich einen Hahn auf, der sich auf dem Schulgelände befindet, und lassen Wasser durch ihr kompliziertes Tunnelsystem fließen. In einer anderen Ecke steht eine selbstgebaute Hütte aus Stöcken und Laub. Tief duckt sie sich unter die Bäume. Einige Mädchen haben es sich auf bunten Tüchern davor bequem gemacht und sind in ein Rollenspiel vertieft.

Drinnen in den Horträumen und -gängen herrscht Trubel, die Kinder spielen, rangeln oder unterhalten sich laut, doch dahinter verbirgt sich ein tiefer, innerer Frieden. Ein Junge hat sich eine Kiste Lego geholt und setzt sorgfältig einen Baustein auf den anderen. Die Steine liegen kunterbunt um ihn herum. Im Zimmer bereiten andere Kinder eine Lotterie vor. Sie liegen bäuchlings auf dem Boden, malen Spielgeld und schreiben Lose. Weitere stehen daneben und schauen ihnen neugierig zu. In der Ecke sitzt einer der Erzieher auf dem durchgesessenen Sofa und liest eine Geschichte vor. Rechts und links von ihm haben sich die Kleinen an seine Seite gedrängt. Andere sitzen zu seinen Füßen oder liegen hinter ihm auf der Lehne. Hingerissen lauschen sie seinen Worten.

Doch kaum habe ich meine Kinder abgeholt und das Gelände verlassen, schiebt sich die eilige Wirklichkeit wieder in den Mittelpunkt. Sportprogramm, Musikunterricht, Verabredungen, Museumsbesuche – was kann man nicht alles in den kurzen Nachmittag zwischen Schule und Abendessen stopfen!

Inzwischen lasse ich mich in den Stunden, die wir mit unseren Kindern verbringen, bewusst von ihrem Zeitgefühl leiten. Ich achte darauf, dass wir nicht komplett verplant werden und am Wochenende nicht zu viel in einen Tag packen. Langeweile und Mußestunden sind nicht nur erlaubt, sondern geradezu erwünscht. Dazu gehört es, mehrmals in der Woche miteinander am Tisch zu sitzen und gemeinsam zu essen. Außerdem haben wir uns alle vier vorgenommen, den anderen immer erst ausreden zu lassen.

Das ist eine große Freude, denn diesmal muss ich keinen Widerstand gegen ein vorherrschendes Prinzip leisten. Ich kann mich vielmehr auf etwas einlassen, was eigentlich längst vorhanden ist und ich persönlich gut finde. Die Kinder machen mit, wenn sie überhaupt etwas davon merken, denn das neue Tempo entspricht ja genau ihren Bedürfnissen. Allein das Ausredenlassen ist nicht immer ganz leicht. Gerade wenn Murkel und Mücke gleichzeitig aus der Schule nach Hause kommen oder beide etwas gemeinsam erlebt haben, was sie unbedingt gleich erzählen wollen, fällt es ihnen nicht leicht, dem anderen den Vortritt zu lassen. So waren die beiden neulich mit der Klasse im Zoo und wollten mir nach der Schule ausführlich davon berichten. Aufgeregt fielen sie sich gegenseitig ins Wort. Ich erinnerte sie an unsere neue Vereinbarung, und so knobelten sie so lange, bis sich heraus gestellt hatte, dass Murkel zuerst das Wort hat.

Dank dieser Regelung haben sie die Erfahrung gemacht, dass schließlich jeder einmal drankommt. Außerdem übt man sich im Zuhören. So stellte sich bei den Erzählungen über den Zoobesuch heraus, dass die Lehrerinnen die Kinder in Gruppen eingeteilt und die Geschwister daher ganz unterschiedliche Tiere gesehen hatten. Murkel war bei den Robben gewesen und erzählte von den lustigen Rutschpartien, die jene auf den nassen Steinen am Rande ihres Wasserbeckens veranstalten. Mücke hatte den Streichelzoo besucht und entdeckt, dass dort vor kurzem ein Zicklein geboren worden war. Eine ihrer Schulfreundinnen nahm das Tier sogar auf den Arm, während Mücke die Mutter mit Ziegenfutter ablenkte.

Eigentlich ist es fatal, dass dieses kindergerechte Prinzip im Alltag nicht zählt. Manchmal ist sogar gewisse Ablehnung zu verspüren, wenn man mit Kindern auftaucht. Solange man mit zwei Kleinen in die Straßenbahn einsteige, erzählte mir der Vater einer sechsköpfigen Familie, sei noch alles gut. Die Leute lächeln, nicken einem freundlich zu, und einige rücken sogar zur Seite und machen Platz. Doch sobald man ein drittes, viertes oder gar fünftes Kind dabeihat, ist es mit der guten Stimmung vorbei. Man erntet missbilligende Blicke.

Kinder haben sich hierzulande in eigens für sie abgesteckten Arealen aufzuhalten und möglichst leise und schnell erwachsen zu werden. In Deutschland musste gerichtlich festgelegt werden, dass Kinder keinen Lärm im üblichen Sinne verursachen. Spielen ist ihnen ein elementares Bedürfnis, sie dürfen daran nicht gehindert werden. Kinder haben das Recht, in Hinterhöfen, Gärten und auf Spielplätzen – auch um die Mittagszeit und bis spätabends – laut zu lachen und zu rufen, zu rennen und zu toben. Wenn ihr Federball auf dem Nachbargrundstück landet, dürfen sie ihm dorthin nachjagen. Die dabei entstehenden Geräusche sind anderen Menschen grundsätzlich zumutbar. Sogar zum Schutz von Kleinkindern wurde eigens eine Bestimmung erlassen. So dürfen Babys ausdrücklich auch nach 22 Uhr noch weinen und schreien.

Schlimm genug, dass es daran überhaupt Zweifel gibt. Doch entsprechende Anzeigen gibt es immer wieder. In München beschwerten sich Anwohner über Jungen und Mädchen, die im Garagenhof Fußball spielten. Dabei war die Anlage eigens im Rahmen eines Sonderprogramms für Familien mit Kindern errichtet worden. In Solingen wurde Kindern gerichtlich gestattet, Besuch von ihren Schulfreunden im eigenen Hof zu empfangen und dort mit ihnen zu spielen. Auch Hausmeister mussten juristisch zur Räson gerufen werden. Sie dürfen Kinder nicht beschimpfen, sondern müssen sich mit ihrer Kritik ausdrücklich an die Eltern richten.

Diese mangelnde Akzeptanz von Kindern spiegelt sich auch im Berufsleben wider. Sie ist ein entscheidendes Hindernis bei der Familienplanung, und alle, die sich trotzdem dazu durchringen, eine Familie zu gründen und Eltern zu werden, können ein Lied davon singen. Veränderte Geschlechterrollen, flexiblere und mobilere

Erwerbsarbeit und risikoreichere Arbeitsmarktstrukturen haben unsere Umgebung gravierend verändert. Der gesamte Alltag ist komplexer geworden. Die Vereinbarkeit von Arbeit und Familie wird zwar oft als Anspruch beteuert, doch der ist meilenweit von der Wirklichkeit entfernt. Bei dem Balanceakt des Einzelnen zwischen Erwerbsarbeit und Familienarbeit stehen Männer und Frauen trotz neuer familienpolitischer Angebote weitestgehend allein da.

Gerade der Anfang dieser Lebensphase, in der die Familie noch wächst und entsteht, ist ausgesprochen anstrengend und kaum planbar. Sobald ein Kind geboren wird, entsteht eine Eigendynamik, die an sich schon Stress erzeugt. Man kann noch so gut darauf vorbereitet sein, der Alltag wird von heute auf morgen aus den Angeln gehoben. Ein Baby braucht in den ersten Lebensmonaten rund um die Uhr Zuwendung. Es gibt keinen Familienratgeber, der darauf nicht voller Hingabe verweist.

Auch die heranwachsenden Kinder benötigen Aufmerksamkeit und Sorge in einer Form und Dichte, die jenseits jeglicher Planbarkeit liegen. Haben sie einmal gelernt, die ganze Nacht durchzuschlafen, ist noch lange nicht die Phase der Kinderkrankheiten überstanden, geschweige denn all die kleineren und größeren Eigenheiten und Ansprüche überschaubar geworden, die jedes Kind hat. Jeder heranwachsende Mensch benötigt sein eigenes Quantum an Beobachtung und liebevoller Unterstützung. So ein Prozess dauert lang, man weiß nie, wie lang, und er ist per se kaum zu strukturieren. Routine lässt sich hier beim besten Willen nicht entwickeln.

Hinzu kommen die jeweiligen familiären Umstände,

die ähnlich schlecht planbar sind. Auf jedes neue Geschwisterkind reagieren Mutter und Vater anders. Jede Veränderung dieser Art bewirkt Umstellungen für eine ganze Gruppe von Menschen. Dabei liegt es in der Natur eines jeden Kindes, zumindest in den ersten Lebensjahren alles von seinen ersten Bezugspersonen einzufordern, was es von ihnen bekommen kann. Ein einzelnes Kind kann seinen Eltern genauso viel Sorge bereiten wie eine Schar von fünfen.

Arbeit gibt es damit genug. Die Förderung beginnt gleich in den ersten Lebensmonaten. Wer sich nicht konstant mit Erziehern, Ärzten und Lehrern austauscht, gilt als einfältig und verantwortungslos. Eltern und Familien haben es unter solchen Bedingungen nicht leicht. Gleichzeitig wächst der Druck, die neue Lebensweise wirtschaftlich und ideell in der Gegenwart zu verankern. Ich hatte in dieser Phase zwei anhaltende Sorgen: Mache ich bei der Fürsorge um die Kinder alles richtig? Und wie kann ich das Unterfangen finanzieren? Dabei war ich noch nicht einmal Alleinerziehende. Aber die Existenz musste gesichert sein, das Einkommen verdient, selbst wenn das eine Kleinkind gerade so hustet, als sei es kurz vor einer Lungenentzündung, und das andere Zähne bekommt und Tag und Nacht über Schmerzen klagt.

Solange man nur ein Kind hat und dieses noch klein ist, kann man es zu gewissen Veranstaltungen mitbringen, doch das ist spätestens dann vorbei, wenn – wie bei uns geschehen – in verhältnismäßig geringem Abstand ein zweites geboren wird. Mit Grauen erinnere ich mich an die Eröffnung von Schrats internationalem Ausstellungsprojekt *Produkt & Vision* in Berlin, das mit zahlreichen Künstlern prominent besetzt und darüber hinaus von namhaften Geldgebern gefördert worden war. Am Tag der Eröffnung war es glutheiß, die Ausstellungshalle gestopft voll mit Menschen, und ich trug Mücke im Tragetuch, damit sie nicht schreit. Murkel hatte ich beschworen, unmittelbar in meiner Nähe zu bleiben und seinen Vater um Himmels willen nicht bei der Arbeit zu stören. Doch kaum hatte sich Schrat auf das Podium geschwungen und mit seiner Rede begonnen, da wurde Mücke unruhig, ich musste sie hin und her schaukeln, damit sie nicht zu weinen anfing, und verlor Murkel kurzzeitig aus den Augen. Als sich das Baby beruhigt hatte, sah ich mit Entsetzen, dass mein Sohn mit seinen knapp zwei Jahren auf das Podium geklettert war, mopsfidel in Shorts und Sandalen am äußersten Rand Platz genommen hatte und mit den Beinen baumelte. Während Schrat sich bemühte, lückenlos die Liste der Künstler abzuarbeiten und keinen, aber auch gar keinen der weltwichtigen Sponsoren zu vergessen, zerrte ihm Murkel vergnügt am Hosenbein. Ich versuchte, Murkel unauffällig zu mir zu locken, aber er beachtete mich gar nicht. Der Schweiß lief mir in Strömen über den Rücken. Es war die Hölle.

Da diese Lebensphase so schlecht überschaubar, ihr Ende nicht absehbar ist, werden einige Mütter oder Väter ungeduldig und versuchen gerade jetzt, auch aus finanziellen Gründen, in ihrem Beruf weiterzukommen. Sie arbeiten wie verrückt, machen Überstunden, stürzen sich in zeitraubende Nebenbeschäftigungen. Prompt folgen neue Herausforderungen. Bei Angestellten zeichnen sie sich durch Beförderungen und Jobangebote aus, bei Freiberuflern sind es prestigeträchtige Aufträge. Sie beanspruchen noch mehr Arbeitszeit und verstärken den

Druck. Eine Art Torschlusspanik setzt ein, besonders bei den Frauen, die keiner selbstverständlichen Weiterbeschäftigung nach der Babypause gewiss sein können. Sie müssen in dieser Zeit unendlich viel gleichzeitig leisten. Ausgerechnet diese Lebensphase wird deshalb im Fachjargon als sogenannte »Rushhour of life« bezeichnet. In der schon erwähnten Studie der Friedrich-Ebert-Stiftung heißt es: »In dieser ›Rushhour of life‹ wird Zeit zur kostbarsten Ressource.« Ausgerechnet diese Spanne wird mit der Tageszeit verglichen, zu der die meisten Menschen und Fahrzeuge gleichzeitig auf der Straße sind und überall Eile, Zeitnot und Verkehrsstau herrschen.

Dabei könnte man gerade in Zeiten von Schwangerschaft und Stillen, im Zusammenleben mit Babys und kleinen Kindern so viel Ruhe gebrauchen. Wirtschaftliche Sorglosigkeit und ein gewisser Frieden sind in dieser Phase von geradezu existentieller Bedeutung. Sie sind sozusagen eine Grundvoraussetzung dafür, dass es einem gelingt, die Probleme, die naturgemäß im Umgang mit Kindern auftauchen, zufriedenstellend zu bewältigen. Denn eines steht fest: Auch diese Zeit ist nur ein Abschnitt des Lebens, sie geht vorüber, selbst wenn man das währenddessen kaum glauben kann. Wer in dieser Zeit unglücklich war, wer das Gefühl hat, ihm seien Fehler unterlaufen, wird das jahrelang bereuen.

Wohltuend ist es, der Studie entnehmen zu können, dass man diese Lebensphase trotz der extremen Herausforderungen als großes Glück wahrnehmen kann. Das hängt unter anderem davon ab, wie gut sich das Familien- mit dem Berufsleben des Einzelnen vereinbaren lässt. Dabei zählt keineswegs allein die Tatsache, ob Vater und/oder Mutter überhaupt einen Arbeitsplatz haben, sondern die Stundenzahl, die vor Ort von dem Einzelnen erwartet wird: »Die empirischen Ergebnisse zeigen, dass beschäftigte Eltern ihre Vereinbarkeitssituation und ihre Work-Life-Balance umso negativer beurteilen, je länger ihre tatsächlichen Arbeitszeiten sind.« Am glücklichsten sind offenbar die Arbeitnehmer mit Familie, die ein wenig länger arbeiten müssen als eine Teilzeitkraft. Am unglücklichsten sind Familieneltern, die beide, Vater und Mutter, in überlanger Vollzeit arbeiten. Die Erwartungen von Frauen unterscheiden sich dahin gehend kaum von denen der Männer: »Fast alle Väter wollen kürzer arbeiten, die Mütter (je nach Gruppe) verkürzen oder verlängern. Insgesamt jedoch bewegen sich Väter und Mütter nach ihren Wunscharbeitszeiten aufeinander zu. Je nach Arbeitszeit-Konstellation in der Familie streben die Väter eine Arbeitszeitdauer zwischen 32 und 38 Std./Woche an, die Mütter zwischen 22 und 29 Std./Woche. Im Durchschnitt aller abhängig beschäftigten Eltern möchten Väter 37 Std./ Woche und Mütter 26 Std./Woche arbeiten.«

Interessanterweise üben im Osten Deutschlands wesentlich mehr beschäftigte Eltern unter Bedingungen ihren Beruf aus, die der Kategorie überlange Vollzeit entsprechen, als im Westen: »Immerhin ein gutes Viertel aller Elternpaare (28 %) arbeitet mittlerweile in einer sogenannten egalitären Arbeitszeit-Konstellation, in welcher die Arbeitszeiten von Mutter und Vater etwa gleich lang sind. Teilzeit-Kombinationen sind relativ selten; mehrheitlich arbeiten beide Eltern entweder Vollzeit (hier als Wochenarbeitszeit von 35–40 Std.) oder in überlanger Vollzeit (hier als Wochenarbeitszeit von mehr als 40 Std.). Solche Konstellationen gibt es in Ostdeutschland mehr als doppelt so häufig (58 %) wie in Westdeutschland (23 %).«

Ziel der Arbeitsmarktpolitik müsste es sein, das Angebot solchen Wunscharbeitszeiten anzugleichen. Stichworte sind dafür die allseits bekannten Begriffe Liberalisierung, Deregulierung und Flexibilisierung. Denkbar wäre auch ein Modell, das den Beschäftigten erlaubt, ihre Stundenzahl kurzfristig zu verändern, um sie ihrer familiären Lebenssituation anzupassen: »(Es) sollten neue Arbeitszeitstandards für Menschen mit Fürsorgearbeit entwickelt und eingeführt werden. Solche Care-Vollzeiten könnten z.B. zwischen 25 und 32 Std./Woche betragen.«

Schließlich geht es nicht nur um unsere Kinder. Eine Arbeitsmarktsituation, die uns die Freude nimmt, Familien zu gründen, behindert einen auch, sich um die eigenen Eltern oder nahestehende Verwandte und Freunde zu kümmern, wenn sie alt und pflegebedürftig geworden sind.

Die Zahlen und Fakten dieser Studie spiegelten präzise, was ich in meinen Gesprächen und Beobachtungen allerorten zu spüren bekommen hatte. Der Druck, der unter solchen beruflichen Bedingungen entsteht, und das Arbeitstempo, das von Berufstätigen erwartet wird, bestimmen generell das Klima. Sie sind die Motoren, die uns alle zur Eile antreiben. Gleichzeitig wirken sich genau diese Faktoren negativ auf unsere Stimmung aus. Es ist, als schiebe man mutterseelenallein eine riesengroße Kugel den Berg hinauf.

Wenn man diese Umstände einmal durchschaut hat, ist es nicht schwer, sich dagegen zu wehren. Das zeigt mir die Geschichte mit Mückes Geburtstag. Alles hatte damit angefangen, dass wir beim wöchentlichen Sporttraining – Murkel und Mücke gehen regelmäßig zum Taekwondo –

überraschend mit dem nächsten Prüfungstermin der Kinder konfrontiert wurden. Nun sind die Prüfungen in dieser Sportart keine echte Leistungsschau. Der Prüfling muss zwar gewisse Fertigkeiten unter Beweis stellen, beispielsweise mit der Hand- oder Fußkante ein Holzbrett durchschlagen, aber der Gürtel, der ihm dafür verliehen wird, ist nur ein Zeichen dafür, dass er sich weiterentwickelt hat. Da man nie weiß, wann dieser neue Entwicklungsstand erreicht ist, kamen die Prüfungstermine immer überraschend. Allein der Meister hatte darüber zu befinden, wann seine Zöglinge eine entsprechende Reife erreicht hatten.

Es war Dienstag, ich hatte die Kinder in aller Ruhe von der Schule abgeholt, und wir waren zum Training geradelt. Mücke hatte mir unterwegs strahlend erzählt, dass sie tatsächlich an ihre Flötenstunde gedacht hatte. Die Armbanduhr mit den aufgeklebten Zeigern aus Papier half letztendlich doch. Jetzt saßen wir in dem Trainingsstudio, und der Meister verkündete plötzlich, Murkel und Mücke könnten am kommenden Freitag zur Prüfung antreten. Bei Murkel ging es immerhin um den gelben Gurt.

Normalerweise gingen wir freitags nicht zum Taekwondo. Der entscheidende Grund, warum ich an diesem Freitag keine Muße für eine Prüfung hatte, war allerdings ein anderer: Mücke hatte an dem Tag Geburtstag. Kaum ein Datum im Jahr eignet sich schlechter zur Teilnahme an einem Sportereignis wie dieses. Gerade Mücke ist ein Mensch, der wochen-, wenn nicht monatelang auf ihren Geburtstag zu lebt. Entsprechend wachsen die Vorfreude und Aufregung, wenn er näher rückt. Und wir Eltern wollen die Erwartungen des Kindes natürlich erfüllen. Den dazugehörigen Kindergeburtstag hatten wir auf den Samstag gelegt. Mücke wollte mit ihren Freundinnen Schule spielen. Am Freitag hatten wir den Plan, ganz in Ruhe innerhalb der Familie zu feiern.

Wenn bei Taekwondo geprüft wurde, war das ein riesiges Ereignis. Alle, aber auch alle Kinder, bei denen eine Veränderung anstand, wurden dazu eingeladen. Alle wurden gebeten mitzumachen, selbst Kinder anderer Sportschulen nebst ihren Lehrmeistern, und – das war das eigentlich Entsetzliche – alle mussten vom ersten bis zum letzten Prüfling mit dabeibleiben. Egal, wie viele Kinder antraten, egal, wie viele Versuche, das Brett zu durchtreten, der Meister jedem zugestand, egal, wie lange die Veranstaltung dauerte, wie spät es wurde – jeder, auch die Allerjüngsten, hatte bis zum Schluss dabeizubleiben, hatten in ihren kleinen, weißen Sportanzügen mit den doppelt geknoteten Gürteln geduldig am Rande der Trainingsfläche zu knien und auszuharren, zu applaudieren, wenn ein Sprung gelungen war, nicht zu lachen, wenn eine Bewegung einmal vollkommen danebengegangen war, die Langeweile zu verbergen, das Gähnen zu verstecken, denn die Auszeichnungen gab es für alle erst ganz am Schluss. Dann nahmen die Kinder stramm nebeneinander in langer Reihe Aufstellung, der Meister trat persönlich an jeden Einzelnen heran, löste sorgfältig den Gurt, den er fest verschlungen um die Taille trug, und band ihm seine neue Farbe um. Den alten Gurt verschloss er feierlich zu einem festen Knoten und überreichte ihn seinem Zögling als Andenken.

Meine Kinder waren von der Chance, sich beweisen zu können, begeistert und verkündeten einhellig, dass sie antreten wollten. Mücke meinte sogar, der Geburtstag würde ihr Glück. Also beschloss ich, mich nicht verrückt machen zu lassen, und schlug Mücke vor, Familien- und Kindergeburtstag zusammenzuziehen und alles zusammen am Freitag zu feiern. Schließlich war so eine Taekwondo-Prüfung eine eindrucksvolle Sache. Meine Tochter war zum Glück einverstanden, und es wurde ein voller Erfolg. Gebannt schauten Mückes Freundinnen bei den Prüfungen zu. Begeistert klatschten sie bei jedem Stück Holz, das in Stücke ging. Zwischendurch zog ich mit unseren kleinen Gästen in den Hof hinter dem Trainingsstudio, und wir veranstalteten Preisspiele. Alle waren glücklich und zufrieden. Murkel und Mücke bestanden beide die Prüfung, und feierlich band ihnen der Meister den neuen Gürtel um. Alle Anwesenden spendeten Beifall. Mückes Freundinnen applaudierten besonders laut. Zu guter Letzt gab es sogar ein ungeplantes Highlight: Die vielen Kinder, sämtliche Jugendliche, Erwachsene und der Meister sangen Mücke feierlich ein Geburtstagslied. Auf einmal sah es aus, als habe die ganze Veranstaltung allein zu Mückes Ehren stattgefunden. Ich hatte Tränen in den Augen.

Am nächsten Morgen wollten wir eigentlich in eine Ausstellung gehen. Eine langjährige Künstlerfreundin hatte uns zu ihrer Eröffnung um elf Uhr eingeladen. Außerdem war Biomarkt auf dem Potsdamer Platz, und die *Märkische Kiste* hatte ihre Kunden darauf aufmerksam gemacht, dass sie mit einem Stand vertreten sein würde. Neugierig, wie ich bin, wollte ich dorthin gehen und die Menschen, die hinter der schönen Idee stehen, persönlich kennenlernen. Das Foto, das in dem Faltblatt abgebildet war, zeigte eine fröhliche, mehrköpfige Familie in Gummistiefeln und grünen Latzhosen. Daneben hockte ein zufrieden lächelnder Hütehund. Meinen Kindern hatte ich das Foto gezeigt. Murkel erwies sich mäßig interessiert, aber Mücke war begeistert: »Meinst du, sie bringen den Hund mit?«

Schon den ersten Termin verschliefen wir erfolgreich. Wir waren so erschöpft, dass sogar die Kinder bis in die Puppen schnorchelten. Als ich zum ersten Mal auf die Uhr sah, war es zehn. Ich schrak hoch, aber aus der zweiten Hälfte meines Bettes war nur ein unwilliges Grummeln zu hören: »Du willst doch nicht etwa jetzt zu dieser Ausstellung gehen, oder?« Ich kapitulierte sofort.

Dass wir auch den Biomarkt verpassten, ist mir im Nachhinein weniger verständlich. Es muss wohl am Wetter gelegen haben. Ein Blick aus dem Fenster, den ich (gefühlte) Stunden später – verträumt in Nachthemd und Bademantel mit einer Tasse heißem Tee in der Hand – riskierte, überzeugte mich davon, auch diesen Programmpunkt aufzugeben. Draußen regnete es Bindfäden. Mücke war ein wenig enttäuscht, aber ich konnte sie trösten. Den Hund hätte die *Märkische Kiste* bei solch einem Wetter bestimmt nicht dabeigehabt.

Vor einigen Wochen habe ich die Kinder von der Schule abgeholt. Murkel musste zum Orthopäden. Seine Füße waren gewachsen, er brauchte neue Einlagen. Die Praxis ist nicht weit, aber Murkels Lehrerin überzog ihre Stunde. Wir konnten nicht pünktlich beim Arzt sein. Trotzdem ließen wir uns Zeit. Wir schlenderten zu unseren Fahrrädern, schlossen die Riegel auf, setzen die Helme auf und machen uns auf den Weg. Wir hätten uns noch so hetzen können – wir wären sowieso zu spät gekommen. Dann muss der Arzt eben auf uns warten, dachte ich. Davon geht die Welt auch nicht unter. Schule ging schließlich vor. Ich hätte schlecht ins Klassenzimmer stürmen und den Jungen herauszerren können, bevor der Unterricht zu Ende war.

Früher habe ich es gehasst, wenn man auf mich warten musste. Ich habe mir vorgestellt, mein Auto oder Fahrrad könnte fliegen und alle Hindernisse mit einem einzigen Satz überwinden. Dabei bin ich wie eine Wahnsinnige durch den Kiez gerast, und das Herz hat mir bis zum Hals geklopft.

Das ist alles ganz anders geworden. Wie sehr ich dieses Gefühl genieße: Ich komme zu spät, aber ich hetze die Kinder nicht. Ich habe eben klare Prioritäten gesetzt. Schule ist wichtig, ärztliche Versorgung ist auch wichtig, aber in diesem Fall muss sich die eine Bedeutsamkeit der anderen unterordnen. Im Grunde ist es so einfach. Man muss nur danach leben.

7. VON VIERZIG AUF DREISSIG:

FREIZEIT

Der Geschwindigkeitswahn wird von den meisten ansatzlos ins Privatleben mit übernommen. Ob bei der Urlaubs- oder Freizeitplanung, in der Familie oder unter Freunden – Zeit ist permanent knapp. Ich beschließe, mein wöchentliches Sportprogramm insgesamt entspannter zu gestalten.

Seit meine Kinder laufen können, treibe ich wieder regelmäßig Sport. Schließlich bin ich als Autorin eine typische Schreibtischtäterin. Um arbeiten zu können, muss ich aufrecht an einem Tisch sitzen, unter mir ein Stuhl und vor mir ein Tisch, auf dem ich meinen Laptop abstellen kann. Diese Arbeitshaltung ist nicht unbedingt gesund. Nacken, Rückgrat und Kniegelenke werden auf eine Art beansprucht, die, wenn diese Haltung täglich über Stunden und auch noch unter gewisser innerlicher Spannung aufrechterhalten wird, zu Verspannungen und Stauchungen führen kann. Das äußert sich in Rücken- oder Gelenkschmerzen. Derlei Beschwerden sind mir leider seit langem wohlbekannt. Abhilfe können hier nur regelmäßiger Sport und körperlicher Ausgleich schaffen.

Nun gibt es dazu mannigfaltige Möglichkeiten. Wohin man schaut, preisen Trainingsstudios und Vereine ihre Dienste an. Hinzu kommen Sportarten wie Bewegungstraining, Aerobic oder Yoga, die verstärkt auf Entspannung setzen. Wer sich dazu berufen fühlt, kann auch einfach Sportschuhe anziehen, vor die Tür gehen, regelmäßig laufen und für den Viertel-, Halb- und vollen Marathon trainieren. In Berlin bieten entsprechende Wettläufe, zu deren Zweck regelmäßig ganze Teile der Innenstadt gesperrt werden, großen Anreiz. Doch schon mein Zorn über derlei Absperrungen, die mich im Laufe der Jahre gezwungen haben, schon viele schöne Ausflüge und Besuche abzusagen, raubt mir dazu jegliche Motivation.

Ich habe mich also für Kraftsport entschieden. Das hat

rein praktische Gründe. Die Räume, in denen die Trainingsgeräte stehen, sind den ganzen Tag lang bis spät abends frei zugängig. In meinem unübersichtlichen Alltag zwischen Freiberuflichkeit, Lesereisen und Kinderpflichten ist das genau das Richtige für mich. Ich kann frei entscheiden, wann ich Sport treiben will. Selbst am Wochenende stehen mir die Räume fast ununterbrochen zur Verfügung.

Ferner gibt es beim Krafttraining einen individuell festgelegten Übungsablauf. Er orientiert sich entlang einer bestimmten Anzahl ausgewählter Trainingsgeräte, die ich allein und selbstbestimmt abarbeiten kann. Wenn ich Fragen habe, wende ich mich an einen der anwesenden Trainer, doch im Großen und Ganzen turne ich dort allein herum. Ich kann hingehen, wann und wie oft es mir passt, fange an, wann ich will, und bin, je nachdem wie lange ich mich an den einzelnen Geräten aufhalte, genau dann fertig, wenn ich mein persönliches Programm abgeschlossen habe.

Umso erstaunlicher ist es, dass mir selbst in diesem Kontext über die Jahre Stress und Zeitnot entstanden sind. Das liegt nicht zuletzt an dem Sportstudio, das ich besuche. Es vertritt das Konzept, dass prinzipiell zwei Parameter die eigene Leistungsfähigkeit bestimmen: Zeit und Kraft. Um das Gewicht seiner Wahl zu stemmen, hat man an jedem Gerät maximal zwei Minuten lang Zeit. Wer dazu nicht die Kraft hat, muss die Zahl der Kilogramm, die zu stemmen sind, reduzieren. Wer es mühelos schafft, sollte sie erhöhen. Zehn Geräte hat jeder Sportler abzuarbeiten – das macht maximal zwanzig Minuten Training. Zählt man die Zeit dazu, die man braucht, um sich das jeweilige Sportgerät einzustellen, das Gewicht auf der individuell erstellten Karteikarte zu markieren, die Polster analog zur eigenen Körpergröße zu arretieren, Platz zu nehmen und sich gegebenenfalls anzuschnallen, kommt man auf etwa dreißig Minuten. Rechnet man noch das Umkleiden hinzu, braucht man insgesamt etwa eine Stunde. Nach dieser Zeit ist jeder gut durchtrainiert, trägt wieder seine Alltagskleider und kann weiterziehen. Wer zweimal die Woche dorthin ginge, verspricht das Konzept, sei fit genug fürs ganze Jahr.

Entsprechend klicken in den Trainingsräumen regelmäßig die Stoppuhren. Schließlich gilt es, an jedem Gerät zu prüfen, ob man das nötige Verhältnis von Zeit- und Kraftaufwand erreicht hat. Wer keine Stoppuhr besitzt, schaut pflichtbewusst auf die Uhren, die im Trainingsraum unter der Decke hängen. Es darf alles nicht zu lange dauern. Zehnmal geht der Blick zur Uhr, wenn nicht öfter. Zeitdruck ist programmiert. Jeder arbeitet gegen sich selbst und treibt seinen Körper unwillkürlich zur Eile an. Wenn mir versprochen wurde, dass mein Training nur eine halbe Stunde lang dauert, nehme ich mir dafür auch nur dreißig Minuten Zeit. Wer mit Schnelligkeit wirbt, provoziert auch Schnelligkeit.

Schon vor dem Training gerate ich unwillkürlich in diesen Stoppuhrmodus. Ich hetze zum Studio, ziehe mich eilig um, verstaue meine Kleider in einen der silbrig glänzenden Schränke in dem Umkleideraum, ziehe mir die Karteikarte aus dem Schieber, auf dem das Gewicht verzeichnet ist, das ich jeweils an den einzelnen Geräten einstellen muss, und mache mich an die Arbeit. In meinem Kopf kreisen die Fragen. Mache ich alles richtig? Bin ich auch gut in der Zeit? Nach dem Sport geht es gerade so weiter: Soll ich nicht rasch einkaufen gehen? Schließlich befinden sich zwischen Studio und meiner Wohnung eine Drogerie und ein Supermarkt. Schaffe ich das noch, bevor die Kinder aus der Schule kommen?

Und weiter hetzt mich der Entspannungsstress: Kriege ich zwei Trainingseinheiten in eine Woche, in der ich drei Lesungen zugesagt habe? Wo kann ich Sport treiben, wenn ich unterwegs bin?

Nicht zuletzt treiben einen die Kosten. Schließlich zahlt man für einen Jahresvertrag in dem Studio eine Stange Geld. Das lohnt sich nur, wenn man dort regelmäßig trainiert. Schon oft habe ich mich gefragt, warum ich eigentlich Geld dafür zahlen muss, mich bewegen zu dürfen. Könnte ich nicht einfach Fahrrad fahren oder walken, im Sommer in einem See schwimmen gehen und im Winter zu Hause Gymnastik treiben?

Früher habe ich jeden Morgen meine Turnübungen gemacht. Ich bin freiwillig eine Viertelstunde früher aufgestanden und habe neben meinem Bett auf dem Boden geturnt. Das hat mich keinen Pfennig Geld gekostet. Doch mit den Jahren ist die Verantwortung gewachsen, die Zahl der Aufgaben und natürlich der Druck, sie rechtzeitig zu erledigen, haben sich sukzessive erhöht. Damit ich regelmäßig auf meine Gesundheit achte, zahlte ich jetzt viel Geld.

Im Zuge meines neuen Strebens nach mehr Lebensqualität wollte ich ausprobieren, ob das nicht auch anders ging. Meine Freundinnen, insbesondere Anna, hatten von ihren jeweiligen Yogakursen geschwärmt. Sie waren vollkommen begeistert davon und überdies überzeugt, das sei die einzig wirkungsvolle Sportart. Anna ging zu einer Art Yoga, die Bikram heißt, benannt nach ihrem Meister Bikram Choudhury. Der Mann gilt als der erfolgreichste Guru der

Welt, doch weniger wegen der Dehnungen und Biegungen, die er von seinen Schülern verlangt, als vielmehr wegen der Temperaturen, bei denen sie praktiziert werden. In den Räumen, in denen Bikram-Yoga stattfindet, werden prinzipiell alle Heizkörper aufgedreht. Entsprechend heiß ist es dort, bis zu vierzig Grad zählt das Thermometer. Choudhury ist der Meinung, bei solchen Temperaturen könne man den Körper besser bewegen.

Ich war skeptisch, weil ich grundsätzlich eine Aversion gegen das habe, was alle machen oder gut finden, doch gleichzeitig trieb mich die Neugier. Ich wollte zu gern herausfinden, wie man bei solch einer Hitze überhaupt Sport treiben kann. Außerdem hoffte ich, dass ich die entsprechenden Übungen irgendwann so gut beherrschte, dass ich sie auch zu Hause oder unterwegs abends allein im Hotelzimmer machen konnte – selbst wenn es dort nicht so heiß war. Also verabredeten wir uns für Montag, und ich zog abends, acht Uhr, mit Anna los.

Es war nicht das erste Mal, dass ich einen Yogakurs besuchte. Als Mücke noch gar nicht auf der Welt und Murkel gerade erst geboren war, hatte ich schon einmal das Bedürfnis nach dieser Form von körperlichem Ausgleich. Damals lebten Schrat und ich in London, das Leben dort war ungeheuer teuer, und ich musste nicht nur eine Sportart finden, die mit dem Tagesablauf eines Säuglings vereinbar war, sondern die ich mir vor allem finanziell leisten konnte. Im örtlichen Gemeindezentrum wurde ein Yogakurs angeboten, der nur etwa vier Pfund im Monat kosten sollte. Der Preis entsprach einer Art freiwilliger Abgabe. Wer wollte, hätte auch mehr zahlen können. Für diesen Kurs trug ich mich ein, marschierte zum nächstmöglichen Zeitpunkt in das Zentrum und traf dort in einer schmucklosen Garderobe auf eine Handvoll älterer Damen, die sich schon seit Ewigkeiten zu kennen schienen. Sie nannten sich gegenseitig beim Vornamen, also »Rose«, »Meg« oder »Ann«, oder auch nur mit einem »Dear« oder »Lovy« und redeten wild aufeinander ein. Gleichzeitig zwängten sie sich in enge Beinkleider, bei denen die Farbe Lila dominierte, um dann, bewaffnet mit einer Turnmatte und einem Handtuch, in einen Raum zu ziehen, der noch unattraktiver war als der vorhergehende. Das lag nicht nur an dem hässlichen Bodenbelag und den schweren, alten Heizkörpern, mehr bekleckst als gestrichen mit einem dunklen Grün, sondern auch daran, dass der Raum im Souterrain lag. Die Fenster waren schmale Schlitze, lagen direkt unter der Decke, und man konnte nur mit knapper Not ein wenig Himmel erkennen.

Kaum hatten die Damen diesen Raum betreten, ebbten ihre Gespräche schlagartig ab, und alle folgten gehorsam den Übungen, die Yogalehrerin Mary ihnen abverlangte. Mary war wesentlich jünger als ihre Schülerinnen, doch immer noch deutlich älter als ich. Obwohl sich augenscheinlich keiner von uns besonders geschickt anstellte, wurden alle anderen mindestens einmal in der Stunde gelobt. Für mich hatte Mary nichts als ein mitleidiges Lächeln übrig. Ich hatte in der Tat nicht die geringste Ahnung, was ich zu tun hatte, verstand weder die Namen der Übungen, noch wusste ich, worauf es dabei ankam. Doch nun, im Schlepptau von Anna, würde das alles sicher viel besser laufen.

Schon als wir in den Raum hineinkamen, war die Luft zum Schneiden. Die Fenster zu öffnen, um ein wenig zu lüften, verbietet sich bei Bikram-Yoga von selbst. Die Frauen, denn es waren ausnahmslos Frauen gekommen, trugen fast alle enganliegende Zweiteiler, die den meisten auch ausgezeichnet standen. Sie schienen eigentlich nur hierhergekommen zu sein, weil sie zeigen wollten, was für eine gute Figur sie hatten. Ich kam mir dagegen in meinem weiten T-Shirt und den Leggings vollkommen deplatziert vor. Außerdem schwitzte ich schon, bevor der Unterricht überhaupt begonnen hatte. Doch jetzt hieß es erst einmal turnen: Garurasana, Dandayamana-Bibhaktapada-Paschimottanasana, Kapalbhati – und wie die Stellungen alle hießen. Ich schaute rechts, schaute links, schaute vor allem auf Anna, kopierte fleißig und machte brav mit. Neunzig Minuten dauerte der Kurs, 26 Übungen galt es zu bewältigen, und als die Zeit um war, waren alle vollkommen erledigt. Wir saßen auf unseren Matten, das Haar klebte am Kopf, das Herz hämmerte in den Ohren, und jede sog gierig an ihrer Trinkflasche. Ich konnte gar nicht so viel Wasser in mich aufnehmen, wie ich glaubte, verloren zu haben. Kaum eine Stellung hatte ich richtig hinbekommen, hatte mehrfach das Gleichgewicht verloren und war unrühmlich zu Boden gegangen, aber ich fühlte mich komplett durchtrainiert. Es war so, als sei ich von Kopf bis Fuß durchmassiert worden. Zufrieden schaute ich zu Anna. »Na, kommst du nächste Woche wieder mit?«, fragte sie mich.

In der Tat war ich noch einige Male mit bei diesem Yogakurs. Auch merkte ich, wie ich allmählich biegsamer und beweglicher wurde. Doch der feste Termin erwies sich auf Dauer nicht als praktikabel für mein unruhiges Leben zwischen Familie und Lesereisen. Als ich Mücke an einem der Abende – Schrat war zu einem Ausstellungsprojekt unterwegs – offenbare, ich müsste zum Sport, beschwerte sie sich bitterlich: »Du kannst mich doch nicht allein lassen.« Ich wies sie sanft darauf hin, dass Murkel doch auch noch da sei, aber das beruhigte sie keineswegs: »Ohne Eltern sein heißt allein sein!«

Also ging ich wieder zu meinem altbekannten Kraftsport. Meine Yoga-Ambitionen müssen warten, bis meine Kinder alt genug geworden sind, um mich alleine ziehen zu lassen. Aber ich hatte beschlossen, wesentlich langsamer zu trainieren. Was für ein Unsinn mit diesem Zeit-Gewicht-Stress. Der sollte mir ab sofort den Buckel runterrutschen. Auch mit der Hektik, die sich gewohnheitsgemäß um den Sport herum entwickelte, musste es ein Ende haben. Ich nahm mir vor, wenn die Zeit einmal knapp wurde, nur einmal pro Woche ins Studio zu gehen. Geruhsam radelte ich ins Studio, schloss seelenruhig mein Fahrrad ab, zog mich um, verstaute sorgfältig meine Kleider, zog mir meine Karteikarte aus dem Schubfach und machte mich ans Training. Bisweilen zog es sich jetzt ungeheuer in die Länge, manchmal dauerte es eine ganze Stunde, bis ich alle Geräte abgearbeitet hatte, aber in der Tat war wesentlich weniger Druck damit verbunden. Der Sport beherrschte nicht mehr mich, sondern umgekehrt.

Eines Tages sprach mich einer der Trainer an und fragte, ob ich irgendwelche Beschwerden hätte. Er habe beobachtet, dass ich sehr langsam trainieren würde. Ich verneinte freundlich, denn ich hatte keine Lust, ihm von meinem Selbstversuch zu erzählen, doch er ließ nicht locker und fragte, wann ich zum letzten Mal beim Arzt gewesen sei. Im Rahmen des Trainings habe schließlich jeder Kunde das Recht, in gewissen Abständen eine kostenlose Untersuchung und Beratungsstunde beim unternehmenseigenen Sportmediziner wahrzunehmen.

Nun, ich hatte diesen Service, um genau zu sein, noch

kein einziges Mal in Anspruch genommen. Das vermittelte ich dem wohlmeinenden Trainer, dankte ihm für die Informationen und bat, mein Programm ungestört fortsetzen zu dürfen. Als ich mich umziehen gehen wollte, hakte der gute Mann noch einmal nach. Ob ich nicht endlich auf das Angebot zurückgreifen wolle. Der Arzt sei heute im Haus und habe auch zufällig gerade Zeit. Ich trat einen halben Schritt zurück, sah ihn mir genau an und meinte: »Nehmen Sie es mir nicht übel, aber ich brauche keinen Arzt. Ich bin weder krank, noch habe ich Beschwerden. Ich bewege mich lediglich ein wenig langsam. Das entspricht meiner Natur.«

8. VON DREISSIG AUF ZWANZIG:

GESUNDHEIT

Wenn man krank wurde, hieß es früher: Leg dich ins Bett! Heute wirft man Tabletten ein und versucht sich um jeden Preis auf den Beinen zu halten. Anstatt auf die Zeichen des Körpers zu reagieren und sich zu schonen, nehmen wir uns für Gesundung und Erholung keine Zeit. Wir kollabieren am eigenen Lebenstempo.

Draußen war es kühler geworden, und ich hatte mir eine Erkältung eingefangen. Nase, Ohren, Kopf – alles tat mir gleichzeitig weh. Hinzu kamen Heiserkeit und unangenehme Halsschmerzen. Ich konnte kaum noch sprechen. Am schlimmsten war der Ärger, den ich darüber empfand. Es war jedes Jahr dasselbe. Kaum wurden die Tage ein wenig herbstlicher und die Temperaturen sanken, schon machte mein Körper nicht mehr mit. Dabei bemühe ich mich seit Jahren um Abhärtung, dusche jeden Tag heiß und kalt, trinke viel Wasser und Tee und gehe hin und wieder sogar in die Sauna, doch es half einfach nichts.

Verzweifelt kämpfte ich gegen die Erkältung an. Schon das morgendliche Aufstehen war eine Qual. Mit verstopfter Nase und tauben Ohren schlich ich ins Bad und zog mich an. Dann weckte ich so fröhlich wie möglich die Kinder. Während sie sich anzogen, kochte ich Tee und schmierte die Butterbrote. Dann galt es, Mäntel und Jacken anzuziehen und die Kinder in die Schule zu begleiten.

»Bleib doch zu Hause«, meinte Murkel. Ihm war aufgefallen, wie schlecht es mir ging. Er und Mücke würden das schon allein schaffen, fügte er hinzu. Sie seien schließlich schon groß. Aber ich winkte ab. Eine Mutter gibt nicht auf. Außerdem hatten wir kein Brot mehr im Haus. Auf dem Rückweg wollte ich beim Bäcker vorbeigehen und frische Brötchen besorgen.

Draußen blies ein scheußlich kalter Wind. Wir zogen

unsere Mützen tief in die Stirn und die Schals bis über die Nase. Mücke lachte, weil wir uns so dick vermummten. Wie die Eskimos würden wir aussehen, rief sie gegen den Wind. Ich mimte vergnügte Laune, nahm sie an die Hand, und gemeinsam zogen wir los.

Einen ganzen Tag lang versuchte ich gegenzuhalten, aber die Erkältung zog nicht ab. Der Schnupfen hatte sich in den Stirn- und Nebenhöhlen festgesetzt. Ich konnte nicht mehr klar denken. Schließlich gab ich auf, sagte alle Verabredungen ab und legte mich ins Bett. Schrat reagierte mit Verwunderung. Eine Erkältung sei ärgerlich, aber unsereins würde sich deshalb doch noch lange nicht für krank erklären. Freiberufler können sich das nicht leisten. Da müsse man sich wehren. Wer sich bei einer Erkältung ins Bett legt, würde erst richtig krank.

Ich kenne seinen Standpunkt. Meistens sind wir uns darin einig, aber diesmal wollte ich es anders versuchen. Wenn ich mich schon in Langsamkeit übe, kann ich gut versuchen, einmal mit Hilfe von Schonung und Selbstpflege wieder gesund zu werden. Außerdem hatte ich die heimliche Hoffnung, ein paar Bücher lesen zu können, die mir bei den Recherchen für mein Manuskript halfen.

Nachdem ich die Kinder morgens in die Schule gebracht hatte, verzog ich mich also diesmal ins Bett. Was für ein Genuss! Mitten am Tag in den Federn ruhen und einfach gar nichts tun. Das hatte ich schon lange nicht mehr erlebt. Kaum hatte ich es mir gemütlich gemacht, war ich auch schon tief und fest eingeschlafen. Nach Stunden wachte ich wieder auf, mein Kopf brummte, mir war schwindlig zumute. Ob ich Fieber bekommen hatte? Ich stand kurz auf, kochte mir einen Tee und inhalierte.

Dann legte ich mich wieder hin und schlief weiter. Schrat übernahm zum Glück die Kinder.

Am dritten Tag fühlte ich mich immer noch zu krank, um wieder aufzustehen. Gewöhnlich gibt es eine Talsohle, die man schnell erreicht, wenn man sich der Krankheit ergibt, und von da aus geht es bald wieder aufwärts. Bei mir schien es umgekehrt zu sein. Ich stagnierte und wurde immer deprimierter. Auch mein Selbstversuch ging mir inzwischen auf die Nerven. Das müssen die berühmten Mühen der Ebene sein, dachte ich, vor denen einen immer alle warnen. Ich wollte wieder schnell sein, viel schaffen, viel erreichen, alles erledigen. Was brachte mir diese Langsamkeit? Sie machte nur müde, raubte mir die Energie. Ich kam mir vor wie ein Mensch, der zwar einen starken Willen hat, aber die Konstitution einer Fruchtfliege. Es war nicht mehr auszuhalten.

Warum um alles in der Welt fiel mir das Kranksein nur so schwer? Warum konnte ich die Abgeschiedenheit nicht genießen, in die ich durch meine körperliche Schwäche katapultiert worden war. Warum wollte ich nur gleich wieder weg und zurück in die Normalität? Diese Ungeduld, die mich in solchen Situationen befiel, diese Unruhe – das war der Kern meines Problems. Solange ich der Überzeugung war, jederzeit funktionieren zu müssen, würde ich immer wieder anfällig sein für die Geschwindigkeit unserer Gegenwart. So würde ich nie ganz zur Ruhe kommen, fürchtete ich. Hat man seine persönlichen Fähigkeiten und Bedürfnisse derart eng mit den Erwartungen der Gesellschaft verwoben, in der man lebt, ist man ihnen bedingungslos ausgeliefert.

Kein Wunder, dass wir so schwer gegen die zwanghaft zunehmende Eile ankommen. Sie durchdringt uns von außen und von innen. Krankheit gilt als Zeitfresser, sie ist, in welcher Form auch immer, ein Alptraum. Wir fürchten uns davor und wollen derartige Zustände nicht zulassen. Ähnlich wie Kinder und alte Menschen werden auch Kranke in eine Ecke geschoben, in der sie möglichst nicht stören. Sie sind unkontrollierbar und nicht umfassend einsetzbar. Sie sind auch nicht unentwegt zugeschaltet und erreichbar. Ein Mensch, dem die Kommunikation mit seiner Umwelt gleichgültig ist, nimmt an ihr keinen Anteil mehr. Er wird sich keine Mühe mehr geben, zu kooperieren und ihr zu entsprechen. Er droht für sie eine Belastung zu werden.

Was für ein Unterschied zu den Zeiten, in denen Krankheit ein unleugbarer Teil des Lebens war. Man muss sich nur die Genrebilder von Hieronymus Bosch und Pieter Bruegel vor Augen halten, um sich daran zu erinnern, wie präsent Kranksein, Alter, Siechtum damals waren. Auch das Sterben wurde beständig thematisiert. Nichts galt im Mittelalter als so bedrohlich wie ein rascher Tod. Wer keine Möglichkeit gehabt hatte, sich von seinen nächsten Angehörigen zu verabschieden, wurde aufrichtig bedauert. Ein schneller Tod war ein schrecklicher Tod. Der Mensch sollte Gelegenheit haben, sich mit Gott zu versöhnen, bevor er starb. Dazu gehörten Rituale wie die Sterbesakramente, die Beichte und die Letzte Ölung. Nur wer sich in Demut und Frömmigkeit aus dem Leben verabschiedet hatte, konnte, so war die Überzeugung, im Jenseits Erlösung finden. Heute würde fast jeder spontan sagen, am besten wären ein schnelles Sterben und ein plötzlicher Tod. Glück habe, wer friedlich im Bett liegend für immer einschläft, wer ohne langes Leiden unverhofft und mitten aus dem Leben gerissen würde.

Viele wollen sich ihren körperlichen Schwächen nicht mehr stellen. Sie greifen zu Medikamenten und versuchen, die Krankheiten zu verdrängen. Auch bei alltäglichen körperlichen oder berufsbedingten Anstrengungen scheinen die Hemmungen, zu medikamentöser Unterstützung zu greifen, geschwunden zu sein. Erschöpfte erholen sich nicht, sondern werfen hochdosierte Vitaminpräparate ein, Unsichere greifen zu Antidepressiva, die Unkonzentrierten zu Ritalin.

Diese Praxis ist auch dort zunehmend Normalität geworden, wo eigentlich gar keine Krankheiten vorliegen: Gesunde Menschen, ob junge Studenten vor dem Examen oder Lkw-Fahrer vor der Nachtschicht, ob Banker auf dem Börsenparkett oder Bauarbeiter auf den Großbaustellen, sie alle versuchen, sich mit Hilfe von Medikamenten kurzzeitig einen Vorteil zu verschaffen. Studenten können damit länger pauken und sind in der Prüfung trotzdem wach. Berufsfahrer brauchen keine Pause einzulegen und können durchfahren. Sie setzen kurzerhand neue Maßstäbe und vergessen darüber, dass ihre Leistung daran in Zukunft gemessen werden wird. Colin Beavan schreibt dazu in seinem Buch *Barfuß in Manhattan*: »Mittlerweile nehmen so viele Leute Prozac, dass unverarbeitete Reste dieses Beruhigungsmittels, die mit dem Urin ausgeschieden werden, im Trinkwasser nachgewiesen werden können. So viele Leute sind deprimiert, dass das Prozac in ihrem Urin unser Wasser verseucht!«

Dabei sei, wie Beavan anführt, keineswegs immer nur körperliche Veranlagung der Grund für die hohe Depressionsrate in der Gesellschaft. Auch der allgegenwärtige Stress trage zu Schwermut und Melancholie bei. Je höher der Erwartungsdruck, desto schneller stellt sich das Gefühl ein, den Anforderungen des Alltags nicht genügen zu können. Auf das einmalige Hoch folgt immer auch ein drastisches Tief. Dabei geht es indirekt auch um Geschwindigkeit. Es geht darum, möglichst rasch wieder auf den Damm zu kommen und in kürzester Zeit die eine intellektuelle oder wie auch immer geartete Hochleistung zu erbringen. Wer leidet, ist selbst schuld, wer sich mit Traurigkeit oder mangelhafter Konzentration herumschlägt, ist dumm. Wer heute etwas leisten möchte, muss es schnell schaffen und sich schnell zu helfen wissen. Im täglichen Wettkampf kann nur noch der bestehen, der zu medikamentöser Unterstützung greift.

Am vierten Tag spürte ich allmählich, wie meine Energie zurückkehrte. Das morgendliche Aufstehen fiel mir nicht mehr schwer. Ich konnte mich auch wieder besser bewegen. Mein Gemüt hellte sich auf. Es hatte also doch genützt. Ich war wieder gesund. Früher hätte ich jede Menge Aspirin eingeworfen und versucht, mich mit Ach und Krach auf den Beinen zu halten. Jetzt hatte ich drei Tage im Bett gelegen, hatte wieder einmal richtig ausgeschlafen und über das Leben nachgedacht. Statt drei unangenehmen Tagen voller schlechter Laune und Unmut war mir eine Auszeit vergönnt worden.

Am fünften Tag war ich wieder vollkommen hergestellt. Ich bezog das Bett neu, warf die alte Wäsche in die Waschmaschine und putzte erst einmal die ganze Wohnung. Ich fühlte mich, als sei ich gar nicht krank gewesen. Es war himmlisch.

9. VON ZWANZIG AUF ZEHN:

ZWEIFEL

Aufgrund meines Selbstversuches bin ich so langsam geworden, dass sich an der Kasse hinter mir eine lange Schlange bildet. Ich habe das Gefühl, den Anschluss zu verlieren. Ist meine neue Gemächlichkeit überhaupt praxistauglich?

In den Büchern, die ich auf meinem Krankenlager studiert hatte, fand ich vielerlei Hinweise darauf, wie subjektiv und damit relativ die Wahrnehmung von Zeit und Geschwindigkeit ist. So erscheint einem beispielsweise die zweite Lebenshälfte im Vergleich zur ersten deutlich kürzer. Die Angst vor dem Ende des Lebens ist so groß, dass es sich ab einem bestimmten Alter rascher zu nähern scheint als zuvor.

Ich dachte darüber nach, dass ich auf Reisen im Ausland öfter den Eindruck hatte, mich nicht nur in einem fremden Land, sondern auch in einer anderen Zeit zu befinden. Jeder hat das schon erlebt: Fährt er in ein südliches Land wie Spanien, Italien oder Marokko, fällt ihm sofort der Schlenderschritt auf, mit dem sich die Menschen dort durch den Tag bewegen. Besucht er Großstädte wie New York oder London, muss er Sorge haben, von den anderen Passanten überrannt zu werden. Das liegt an dem unterschiedlichen Lebens- und Arbeitstempo, das in dem jeweiligen Land herrscht. Entscheidend für die Wahrnehmung ist dabei nicht die reale Uhrzeit, sondern das »gefühlte« Tempo, die sogenannte Ereigniszeit. Unterscheidet sie sich für einen Gast stark von dem, was er aus seinem Herkunftsland gewohnt ist, kann das zu nachhaltigen Missverständnissen, sogar zu Konflikten führen.

Kaum einer hat sich mit den Zeit-Sprüngen, die man bei der Überschreitung von bestimmten Landesgrenzen zu bewältigen hat, so intensiv beschäftigt wie der amerikanische Sozialpsychologe Robert Levine. In seinem Buch *Eine Landkarte der Zeit* schreibt er: »Die Anpassung an ein fremdes Tempo kann ebenso viele Schwierigkeiten machen wie das Erlernen einer fremden Sprache. In einer besonders aussagekräftigen Untersuchung über die Ursachen des Kulturschocks baten die Soziologen James Spradley und Mark Phillips eine Gruppe von Freiwilligen des Peace Corps nach ihrer Rückkehr, 33 Problempunkte danach zu ordnen, welchen Aufwand an kultureller Anpassung sie ihnen abverlangt hätten. Auf der Liste standen viele Punkte, die jedem von Reisewahn befallenen vertraut sind, wie etwa ›die Art des Essens‹, ›die persönliche Sauberkeit der meisten Menschen‹ und ›der allgemeine Lebensstandard‹. Doch abgesehen von der fremden Sprache hatten die Freiwilligen vor allem Schwierigkeiten mit der sozialen Zeit.«

Levine wollte herausfinden, ob sich verschiedene Kulturen tatsächlich durch ihren Umgang mit der Zeit so stark voneinander unterscheiden, wie es der Fremde wahrnimmt. Zu diesem Zweck ließ er Mitte der neunziger Jahre in 31 Ländern der Erde Messungen zur Gehgeschwindigkeit der Menschen sowie zu ihrer Schnelligkeit am Arbeitsplatz vornehmen. Zusätzlich wählte er 15 Uhren in wichtigen Geschäftsvierteln dieser Länder und verglich, wie genau sie gingen.

Entstanden ist dabei eine Länderliste, auf der die Schweiz den ersten Platz ergatterte, dicht gefolgt von Irland und – zu meiner Beruhigung – erst an dritter Stelle Deutschland. Es ist also mit der Raseritis hierzulande im Vergleich zu anderen Ländern doch noch nicht so schlimm. Auf den letzten drei Plätzen landeten Brasilien, Indonesien und Mexiko.

Um die Schrittgeschwindigkeit herauszufinden, stoppte Levine mit seinen Helfern in jedem der Länder die Zeit, die 35 zufällig ausgewählte Einzelpersonen für einen Gehweg von 20 Metern brauchten. Die Messungen wurden an hellen Sommertagen während der Hauptgeschäftszeiten an zwei verschiedenen Ladenstraßen der Innenstadt vorgenommen, die Gehsteige waren breit und leer genug, dass die Fußgänger in ihrer bevorzugten Höchstgeschwindigkeit gehen konnten. Die ausgewählten Menschen, Männer wie Frauen, hatten keinerlei erkennbare körperliche Einschränkung und machten auch offensichtlich keinen Schaufensterbummel.

Das landesübliche Arbeitstempo prüfte er, indem er in der Post eine einzelne Briefmarke kaufte und dem Beamten zwecks Bezahlung einen größeren Geldschein vorlegte. Die Zeit, die der Beamte brauchte, um die Marke und das entsprechende Wechselgeld herauszugeben, war der Parameter dafür, wie Menschen ihre Zeit in diesem Land nutzen. Die Pünktlichkeit der Uhren schließlich war der Indikator dafür, wie die Bewohner der entsprechenden Länder Zeit begreifen und messen. Die drei jeweiligen Ergebnisse fasste er in einer Statistik zusammen und verglich sie mit den Werten der anderen Länder.

Besonders amüsant an dem Experiment ist Levines Erklärung, was ihn dazu motivierte. Er erzählt von seiner Gastprofessur in der brasilianischen Universitätsstadt Niterói, die ihn an den Rand der Verzweiflung brachte, weil das dort herrschende Lebenstempo seinem Wesen derart extrem widersprach. Zuerst musste er zur Kenntnis nehmen, dass kaum eine der Uhren des Landes richtig ging. Korrekte Uhrzeit schien den Brasilianern völlig gleichgültig zu sein. Dann stellte er fest, dass man in diesem Land prinzipiell unpünktlich ist. Zu seinen Seminaren kamen viele Studenten zu spät, manche nach der Hälfte der Zeit und einige sogar erst kurz vor Ende der Veranstaltung. Keiner deutete durch eiliges Auftreten an, er habe es für nötig befunden, sich zu sputen, im Gegenteil: »Alle Nachzügler hatten ein entspanntes Lächeln auf den Lippen, an dem ich mich später freuen lernte. Alle begrüßten mich, und obwohl sich einige knapp entschuldigten, schien keiner ein übermäßig schlechtes Gewissen zu haben, weil er zu spät kam. Sie gingen davon aus, dass ich Verständnis dafür hatte.«

Schließlich muss sich Levine in den nächsten Wochen daran gewöhnen, dass auch von ihm selbst keinerlei Pünktlichkeit erwartet wurde. Bei einer Verabredung mit seiner Chefin, zu der er selbstverständlich rechtzeitig erschienen war, fand er ihr Büro nicht einmal besetzt. Eine halbe Stunde später tauchte immerhin die Sekretärin auf und bot ihm einen Kaffee an. Eine dreiviertel Stunde später trat seine Vorgesetzte herein, las allerdings erst einmal ihre Post und beachtete ihn gar nicht. Nachdem eine weitere halbe Stunde vergangen war, rief sie ihn schließlich in ihr Büro, entschuldigte sich beiläufig, dass sie ihn hatte warten lassen, plauderte ein paar Minuten mit ihm und entschuldigte sich dann: Sie müsse jetzt rasch noch zu einer anderen Verabredung. Levine musste zur Kenntnis nehmen, dass seine Chefin die Angewohnheit hatte, mehrere Verabredungen für denselben Zeitpunkt zu treffen und zu allen zu spät zu kommen. Resigniert schreibt er: »Offenbar liebte sie Verabredungen.«

Die Ergebnisse seines Experiments sind ebenso interessant wie einleuchtend: Die Zahlen zeigen, dass Orte und Kulturen mit einer wachsenden Wirtschaft ein höheres

Schritt- und Lebenstempo aufweisen als ärmere Länder. Auch wurde in Städten ein durchweg höheres Tempo gemessen als auf dem Land. Ein durchschnittliches Großstadtkind eilt beinahe doppelt so schnell durch einen Supermarkt wie das Kleinstadtkind durch den kleineren Lebensmittelladen. Offenbar wirken die Reize auf das eine nicht so stark wie auf das andere. Schließlich war auch das Klima des jeweiligen Landes ein Indikator für das Tempo, das dort herrschte. In wärmeren Ländern bewegen sich die Menschen generell langsamer als in kälteren Regionen.

In einer Hinsicht erschienen mir Levines Ergebnisse überraschend: Entscheidend für die unterschiedlichen Lebenstempi, so schreibt er, sei letztlich der Unterschied zwischen Individualismus und Kollektivismus. Individualistische Kulturen, die mehr Wert auf Leistung als auf Zusammengehörigkeit legen, haben weniger Probleme mit einem Alltag, der von Zeitplänen und Uhrzeiten bestimmt wird, als homogene Gesellschaften mit einem hohen sozialen Zusammenhalt. Der Einzelne und seine Kernfamilie können, wenn sie entsprechenden Ehrgeiz entwickeln, besser auf Pünktlichkeit achten als ein ganzes Kollektiv. Das kam mir bekannt vor. Als ich in den achtziger Jahren im sozialistischen Polen studierte, mussten die Leute fast überall Schlange stehen. Ob Mehl oder Butter, ob Fleisch oder Käse – das Angebot an Lebensmitteln war so knapp, dass jeder gewöhnliche Einkauf zur Qual wurde. Einzig Brot gab es immer und überall zu extrem günstigen Preisen. Trotz ihres beschwerlichen Lebens waren die Menschen äußerst hilfsbereit und nahmen sich viel Zeit füreinander. Wann immer ich bei Freunden zu Besuch war, boten sie mir eine Tasse Tee an und setzten sich zu einem Schwatz mit mir an den Küchentisch. Alles andere konnte warten. Es war, als gäbe es überhaupt keine Uhrzeit.

Trotz der Aufmerksamkeiten hatte ich Schwierigkeiten, mich dauerhaft mit dem dort herrschenden Lebenstempo abzufinden. An einem der vielen Winterabende, an denen ich in meinem Lubliner Studentenstübchen im Südosten des Landes saß und Vokabeln lernte, war ich der Gemächlichkeit in diesem Land plötzlich derart überdrüssig, dass ich in sinnloser Vergnügungslust in die Nacht hinausstürzte. Ich wollte etwas unternehmen, wollte mich schnell bewegen und unter Menschen sein. Ich klappte meine Bücher und Hefte zu, löschte das Licht, warf mir einen Mantel über und lief hinunter auf die Straße. Aufgeregt lief ich den Bürgersteig vor meinem Haus auf und ab, doch da war nichts. Kein Mensch war unterwegs, es war dunkel, die Straßenlaternen brannten. Obwohl es noch früh am Abend war, hatte es die meisten Leute längst in ihr warmes Zuhause getrieben. Wegen der ewigen Benzinknappheit fuhren auch kaum Autos. Ich rannte zur nächstbesten Haltestelle, aber es kam kein Bus. Fahrpläne und feste Abfahrtszeiten galten hier nicht. Stundenlang hätte ich warten müssen. Wenn ich mich sofort und schnell fortbewegen wollte, hätte ich ein Taxi nehmen müssen. Aber wohin wäre ich dann damit gefahren? Es gab keinen Club oder eine Kneipe, wo um die Zeit etwas los war. In dem Land herrschten Sozialismus und Mangelwirtschaft, kurz gesagt: die totale Stagnation. Mir fiel nichts Besseres ein, als wieder zurückzugehen und weiter Vokabeln zu lernen. Mit hängenden Schultern trottete ich nach Hause.

Heute ist das natürlich vollkommen anders. Auch Polen wurde von Marktwirtschaft und Individualismus eingeholt. Das Leben dort ist hastig geworden, die Menschen sind alle ungeheuer beschäftigt. In kaum einem anderen europäischen Land passieren so viele Unfälle wie in Polen, weil die Autofahrer dort so rasen.

Moderne Wohlstandsgesellschaften sind komplett durchrationalisiert. Die Währung Zeit ist Geld wert. Speditionen liefern pünktlich, bei Verspätungen von Zügen und Flugzeugen haben Kunden Anspruch auf Schadensersatz. Theaterkarten sind im Internet erhältlich, damit keiner an der Abendkasse Schlange stehen muss. Warten ist in Europa generell verpönt – ganz im Gegensatz zu anderen Regionen und Erdteilen, wo man möglicherweise gerade dann etwas erhält, wenn man bereit ist, darauf zu warten, wo das Begrüßungsritual bisweilen größere Bedeutung hat als der eigentliche Grund des Kommens und Geduld die einzige Chance bietet, ans Ziel zu gelangen. So wissen wir dank der Forschungen des Anthropologen Pierre Bourdieu, dass beispielsweise die Kabylen, ein kollektivistisch organisiertes Volk in Algerien, jeden Anschein von Eile verachten. Sie betrachten ihn als Mangel von Anstand und bezeichnen Uhren als »Mühlen des Teufels«.

Levine zitiert den Anthropologen Allen Johnson mit der These, Industrialisierung führe prinzipiell zu einem evolutionären Fortschreiten von Gesellschaft, in der erst Zeit im Überfluss, dann hinreichend Zeit und schließlich gravierender Zeitmangel vorherrscht. Diese Entwicklung sei unausweichlich. Zeit haben nur Menschen, in deren Gesellschaften bislang keine Industrialisierung stattgefunden hat. Am untersten Ende der Tempo-Skala liege, so Johnson, die Steinzeitökonomie der sogenannten »primitiven« Gesellschaften. So seien die Kapauku auf Papua davon überzeugt, dass es nicht gut ist, an zwei aufeinanderfolgenden Tagen zu arbeiten. Die Kung-Buschmänner würden zweieinhalb Tage pro Woche arbeiten und normalerweise sechs Stunden pro Tag. Auf den Sandwich-Inseln arbeiteten die Männer vier Stunden pro Tag. »Eine Dobe-Frau aus Australien sammelt in einem Tag die Nahrung, die sie braucht, um ihre Familie drei Tage zu versorgen. Der Rest der Zeit gehört ihr – um Besuche zu machen und zu empfangen, an ihrer Stickerei zu arbeiten oder, was oft der Fall ist, einfach nichts zu tun.«

Hinter jeder Kultur steckt eine klare Überzeugung. Wer auf Kollektive setzt, erwirkt ein anderes Arbeitstempo als Länder, die den Individualismus propagieren. Entsprechend bestimmen die allgemeinen Lebensbedingungen das Verhalten ihrer Bewohner. Für Reisende hat das durchaus Vorteile. Schließlich kann ein langsameres Lebenstempo auf den Besucher – sollte er auf der Suche nach Ruhe und Entspannung sein – sehr angenehm wirken. Nicht umsonst zeichnen sich beliebte Ferienziele dadurch aus, dass die Zeit dort gemächlicher zu vergehen scheint. Die Deutschen reisen besonders gerne nach Spanien und Italien, weil sie in diesen Ländern ungestört der »dolce vita« frönen können. Leben und arbeiten würden sie dort allerdings lieber nicht.

Wenige Tage später stand ich an der Kasse des Supermarktes, in dem ich morgens manchmal einkaufe, denn er liegt direkt gegenüber der Schule. Verschlafen suchte ich in meinem Portemonnaie nach passendem Kleingeld. War da nicht zuletzt noch ein Zwei-Euro-Stück gewesen? Die Verkäuferin wartete geduldig.

»Sie haben hier besonders gute Brötchen«, sagte ich.

»Das sind richtige Ostschrippen«, erwiderte die Verkäuferin stolz. »Das ist nicht so'n aufgeblasenes Zeug. Die kann man auch am nächsten Tag noch aufbacken.« Ich kramte weiter nach den Münzen. Hinter mir bildete sich schon eine Schlange.

»Klasse, dass Sie die hier haben«, sagte ich. »Ich bin schon durch die ganze Stadt gelaufen, um solche Brötchen zu finden.« Die Verkäuferin lachte.

Ich hörte, wie sich hinter mir jemand ungehalten räusperte. Endlich hatte ich mein Geld beisammen. Ich bezahlte und schaute mich vorsichtig um. Mindestens fünf Leute warteten schon hinter mir. »Was ist denn da vorn los?«, hörte ich einen am Ende rufen.

»Kann mal einer die zweite Kasse aufmachen?«, rief ein anderer.

Die Verkäuferin gab mir mein Restgeld und nickte mir freundlich zu. »Na, dann. Bis zum nächsten Mal«, sagte sie. Ich verstaute das Wechselgeld im Portemonnaie und griff nach meiner Brötchentüte. Ein Kunde drängelte sich ungeduldig an mir vorbei und strebte dem Ausgang zu. Er hatte offenbar schon bezahlt. Plötzlich fühlte ich mich meilenweit von der Wirklichkeit entfernt. War ich zu langsam geworden? Sobald man ein paar freundliche Worte mit der Kassiererin wechselte, machte man sich hierzulande schon unbeliebt.

Auf dem Nachhauseweg musste ich wieder an das Buch von Levine denken. Ich fragte mich, wie ich mit meinen neuen Ansprüchen an Zugewandtheit und Aufmerksamkeit in dieser Gesellschaft überleben sollte, die im Wesentlichen auf Individualismus ausgerichtet ist. Levine hatte es in Zahlen und Feldforschungen bewiesen: In einer so durchrationalisierten Welt wie hierzulande gilt das nicht viel. Ich würde mich weiterhin pausenlos zur Eile angetrieben fühlen, würde mich immerzu dagegen zur Wehr setzen müssen. Es lag nicht an mir allein, dass ich früher immer derart durchs Leben gehetzt bin. Ich war ein Spiegel meiner Umgebung gewesen.

Im Grunde war mir das nicht neu. Wer in diesem Land eine Existenz aufbauen und sie erhalten will, wer als Angestellter in seinem Beruf weiterkommen und Karriere machen möchte, musste pünktlich und zuverlässig sein, schnell und effizient. Schrat und mir hatte sich das tief ins Bewusstsein gegraben. Wir geben uns zwar gern sozial und familiär, doch wir wussten genau, dass wir niemals überlebt hätten, wenn wir uns allein auf unsere Großfamilien verlassen hätten. Die weichen Sessel, die im Salon meiner Eltern standen, waren so tief, dass man sich mühelos hineinfallen lassen konnte, doch nur mit größter Anstrengung wieder daraus herauskam. In der Tat hat sich im Adel bis heute der Konsens erhalten, dass es die Fähigkeit zur Muße durchaus zu kultivieren lohnt. Susanne Beyer schreibt: »Der Adel galt als Klasse der Müßiggänger. Auf ihren Schlössern feierten sie Feste, und um den Kult um die Muße noch mehr zu steigern, ließen sie sich Landsitze für den Sommer bauen, denen sie vielsagende Namen gaben. Der eigentlich fleißige Friedrich der Große nannte sein Sommerschloss »Sanssouci« (ohne Sorgen), ein Zeichen dafür, dass auch er den Ansprüchen seines Standes, zur Muße fähig zu sein, genügen wollte.«

Adlige sehen ihre Aufgabe darin, zu erhalten, nicht zu erneuern. Hektik und im Handumdrehen erlangte geschäftliche Erfolge sind Ziel und Charakteristika einer neuen Welt, in der das schnelle Geld mehr zählt als Nachhaltigkeit, in der es allein darum geht, dass ein einzelner Mensch innerhalb einer einzigen Generation Millionen erwirtschaftet, um sie anschließend und allein zu seinem persönlichen Nutzen wieder auszugeben. Unter Aristokraten bemüht man sich nicht um kurzfristige Erfolge. Hier gilt die stillschweigende Übereinkunft, es sei unmöglich, innerhalb einer Generation ein derart großes Vermögen anzuhäufen, um beispielsweise ein Schloss zu erwerben. Man setzt also lieber auf Beständigkeit.

Für mich war das nichts. Wäre ich damals in den bequemen Sesseln sitzen geblieben, hätte ich weder studiert noch promoviert und auch nie einen einzigen Artikel oder ein Buch verfasst. Muße und Beständigkeit waren mir viele Jahre lang zutiefst suspekt, ich wollte sie um alles in der Welt überwinden und derlei Sitzgelegenheiten, ja der ganzen Kultur, die damit verbunden ist, so weit wie möglich entkommen.

Jetzt galt es, ein gesundes Mittelmaß zu finden. Ich spürte die Dissonanz mit der Außenwelt, zu der mein neuer Ansatz geführt hatte. Wenn ich mich nicht dauernd abgrenzen wollte, musste ich wahrscheinlich nicht nur mein Verhalten und meine Ernährung, sondern auch meinen Lebensraum verändern. Vielleicht sollten wir umziehen. Wir wären nicht die Ersten, die aufs Land fliehen, weil ihnen das Leben mit Kindern in der Großstadt zu hektisch erscheint. Aus meinem Bekanntenkreis kenne ich die unterschiedlichsten Modelle dafür. Einige Freunde von uns haben sich zu mehreren einen alten Bauernhof unweit der Ostsee gekauft, weil eine der Töchter Asthma hatte und die Stadtluft nicht mehr vertrug. Während die eine Familie ins Hauptgebäude gezogen ist, hat die andere sich die Scheune zu einem lichten Atelierhaus ausgebaut.

Andere wiederum haben sich einer klassischen Kommune angeschlossen und leben gemeinsam auf dem Dorf. Sie bauen ihr eigenes Gemüse und Obst an und haben die ehemaligen Stallungen ausgebaut. Wer ein Fest feiern möchte, kann die Räumlichkeiten mieten. Auf Wunsch werden die Gäste mit Produkten aus den kommuneneigenen Gärten bewirtet.

Auch Carlos Petrini hatte nach Antworten auf derlei Fragen gesucht. Nachdem *Slow Food* ins Leben gerufen worden war, regte er seine Mitstreiter an, nach Lebensräumen und Orten zu fahnden, in denen ein Umgang mit der Wirklichkeit gelebt wird, wie sie *Slow Food* propagiert. Daraus entstand die Bewegung *Slow City* oder auch *Città Slow*, wie sie in Italien genannt wird. Die sogenannten »langsamen« Ortschaften zeichnen sich dadurch aus, dass sie Raum für Bauernmärkte bieten, feste Zeiten und Stellen für Verkaufsstände, an denen regelmäßig die regionalen Lebensmittel und Produkte angeboten werden. Sie haben mindestens einen zentralen Platz und rundherum verkehrsberuhigte Zonen, damit die Bewohner nicht lauten und schnell fahrenden Fahrzeugen ausgesetzt sind. Ihre Bürgermeister sollten auch für menschenfreundliche Beleuchtung sorgen und auf schrille Werbeplakate mit greller Neonlichtreklame verzichten. Sogenannte Errungenschaften der Moderne, die dem Menschen auf Dauer nur schaden, sollten vermieden oder ihr Gebrauch und Einsatz zumindest allgemein zur Diskussion gestellt werden. Verbesserung der Lebensqualität, kulturelle Diversität, Wertschätzung der eigenen ortsspezifischen Besonderheiten – das waren die Schlagwörter.

Petrinis Leute fanden, was sie suchten. Und wo sie es nicht fanden, regten sie es an und überzeugten die Entscheidungsträger von der Idee. Eine Leuchtreklame kann man wieder abschrauben, den Bauernmarkt qua Gesetz erlauben. Schließlich ging es wie bei allen Visionen auch um Bewusstseinsbildung.

1999 kürten sie das Chianti-Örtchen Greve in der Toskana zur *Slow City*, bald folgten Orvieto, Positano und natürlich das piemontesische Bra, Petrinis Geburtsstadt. Die Idee verbreitete sich insbesondere in Dörfern und kleineren Städten. Denn es gab noch eine weitere Prämisse, wenn man *Slow City* werden wollte. Diesmal waren nicht die großen Orte gefragt, nicht die wichtigen oder schon seit Jahrhunderten bekannten Plätze wie Rom, Neapel, Florenz, Mailand. Nein, die kleinen durften sich melden, die bislang unbedeutenden, und sie wurden gerade wegen ihrer geringen Größe ausgezeichnet. Der Bewegung können nur Städte beitreten, die nicht Provinz- oder Bezirkshauptstadt sind und weniger als 50 000 Einwohner haben.

Die ersten *Slow Cities,* 42 an der Zahl, befanden sich noch alle innerhalb Italiens, doch ab 2006 stießen schon Norwegen, Deutschland, England und Spanien mit einzelnen Anträgen hinzu. Inzwischen ist die Bewegung derart gewachsen, dass sich längst mehr Städte dieser Art außerhalb Italiens befinden. Sie sind in großer Zahl über den ganzen Globus verteilt. Und in all diesen Orten müht man sich um die Aufwertung der autochthonen Erzeugnisse, urbane Qualität, Nutzung alternativer oder regenerativer Ideen, Gastfreundschaft, Geschmackserziehung, den Erhalt der landschaftlichen Schönheit als der Verwirklichung eines genussvollen Lebens. Vielleicht böte der Umzug in solch eine Stadt, dachte ich, eine sinnvolle Alternative.

Bücher und Fernsehsendungen berichten uns in steter Folge von Aussteigern und Neuanfängen. Ganze Familien ziehen, begleitet von wachsamen Kameraleuten, nach Kalifornien oder in die Mongolei. Selbst unser Zeitalter können wir vorübergehend wechseln. Hoher Einschaltquoten erfreute sich die Dokumentation über ein Paar, das samt seinen Kindern sechs Wochen in einer Schwarzwaldhütte unter Bedingungen wie im 19. Jahrhundert lebte. Eine dieser Serien suggeriert sogar, man könne vorübergehend die Ehefrau tauschen und der Familie eine gänzlich neue Mutter implantieren. Bezeichnenderweise behandeln diese Sendungen meist überschaubare Zeiträume, und sie enden immer damit, dass die Betroffenen in ihr vorheriges Leben zurückkehren.

Derlei Filme nähren die Sehnsucht und Sorge, wir könnten etwas verpassen, das besser ist als unser eigenes Leben. Obwohl mich die TV-Dokumentationen nicht interessieren, kenne ich dieses Gefühl sehr gut. Ich bin voll berufstätig, widme mich gleichzeitig mit ganzer Aufmerksamkeit meiner Familie, achte darüber hinaus auf meine Gesundheit und verfolge mit gespannter Aufmerksamkeit das allgemeine Weltgeschehen. Schon das verlangt größere Konzentration, als ich einen gewöhnlichen Tag lang aufbringen kann. Trotzdem habe ich das Gefühl, etwas zu versäumen.

In der Studie der Friedrich-Ebert-Stiftung heißt es dazu: »Die Angst, Leben zu versäumen, sitzt tief. Es ist dieser innere Beschleunigungsdruck, dem wir ausgeliefert sind, neben dem Beschleunigungsdruck der Außenwelt. Wir sind es umso mehr, als uns von vielen Seiten das Paradies auf Erden vorgegaukelt wird. Die rasant steigende Menge der Optionen vergrößert den Erlebnis- und Erfolgshunger und treibt zu mehr Zeitverdichtung, also zu Beschleunigung. Das bedeutet auch, dass der Alltag immer nur als eine Vorstufe zum Erwünschten, noch nicht Erreichten wahrgenommen wird, also wenig eigenen Wert hat.«

Ich klimperte mich durch die deutsche Website von *Slow City*. Einige Namen, die dort auftauchten, lösten anheimelnde Erinnerungen aus. Deidesheim hatten wir öfter von meiner Studienstadt Heidelberg aus besucht, weil es dort sehr guten Wein gab. Bad Schussenried lag im Allgäu, wo ich als Kind fast jeden Sommer bei meinen Großeltern verbracht hatte. Auch Überlingen hatte ich besucht und im Hafen voller Bewunderung die schneeweißen Vergnügungsdampfer bestaunt, die von dort kreuz und quer über den Bodensee fahren.

Ich stieß auf das Dörfchen Marihn in Mecklenburg-Vorpommern, in dem ich im Sommer zu einer Lesung eingeladen gewesen war. Seine Anmut war mir sofort aufgefallen. Nachdem ich gelesen, Bücher signiert und meine Zuhörer wieder verabschiedet hatte, war ich ein wenig im öffentlichen Teil des Schlossparks spazieren gegangen. Die Eigentümer haben einen weitläufigen Nutzgarten angelegt, in dem sie zeigen, wie man Früchte und Gemüse so anbauen kann, dass es sowohl dem Wunsch nach Kultivierung regionaltypischer Köstlichkeiten genügt als auch ästhetischen Ansprüchen. Sie pflanzen Kürbisse auf einem Hochbeet an, trimmen ihre Obstbäume auf traditionelle Spalierformen oder kombinieren Kräuter und Gewürzpflanzen mit duftenden Rosen. Regelmäßig kommen Studenten der Gartenarchitektur aus dem nahen Neubrandenburg, um davon zu lernen. Der Park ist durchdrungen von der Schönheit der ausgewählten Blumen und Sträucher, komponiert zu einzelnen Inseln und harmonischen Einheiten. Er spiegelt die Nachdenklichkeit und Klugheit, die sich hinter dieser Kultur verbergen.

Slow Cities sind außergewöhnlich schöne Ortschaften, doch ich konnte mir beim besten Willen nicht vorstellen, meinen Lebensmittelpunkt aufs platte Land zu verlegen. Selbstverständlich kann man dort leichter sein eigenes Obst und Gemüse ziehen. In unserer Berliner Stadtwohnung haben wir nicht einmal einen Balkon, geschweige denn einen Vorgarten, um Apfel- oder Pflaumenbäume zu kultivieren. Aber ich liebe die Stadt, bin gern in der Nähe von Menschen und kann ohne Theater und Museum nicht leben. Auch wenn ich die kulturellen Angebote nicht täglich nutze, habe ich es zur nächsten Ausstellung wenigstens nicht weit. Außerdem hatten wir eine exzellente Schule für die Kinder gefunden, in der sie schließlich auch ihre Freundschaften und Beziehungen pflegten. Das kann man nicht kurzerhand auseinanderreißen.

Wer konnte schon sagen, was uns in jener Welt der Langsamkeit erwartete. Möglicherweise war das Prädikat *Slow City* ja nur ein Versuch, Touristen in einsame Städtchen zu locken und sie zu verführen, dort Marmelade und eingelegten Kürbis zu kaufen.

Nein, ich war sicher, dass wir nicht umziehen mussten. Ich wollte in der Stadt leben und gerade hier auf Lebensqualität setzen. Ich ließ mich nicht vertreiben. Jeder von uns muss lernen, unabhängig von seiner Umgebung ein für ihn verträgliches Maß an Geschwindigkeit zu errechen. Dann stellt sich die Zufriedenheit ganz von allein ein. Und sei es, dass sich dabei bisweilen hinter einem an der Kasse eine Schlange bildet. Dafür hatte man wenigstens ein nettes Gespräch mit der Verkäuferin geführt.

10. VON ZEHN AUF GLÜCKLICH:

TRIUMPH

Ich habe es geschafft: Ich konnte die Zweifel beiseiteschieben und halte an meinem Konzept fest. Jetzt beschäftigt mich nur noch ein Gedanke: Wie kann ich mir dieses Lebensgefühl dauerhaft erhalten?

Ich habe wieder angefangen zu häkeln. Jahrelang stand das bei mir nicht mehr auf dem Plan. Während ich an meinem Laptop sitze und über treffende Begriffe, Satzwendungen und Ideen nachdenke, liegt neben mir ein angefangener Topflappen nebst Garn und Nadel. Wenn es mit meinem Text nicht weitergehen will, greife ich kurz nach meiner Handarbeit und häkele zwei Reihen weiter. Sobald mir ein neuer Gedanke gekommen ist, lege ich sie zur Seite und haue in die Tasten.

Eigentlich wollte ich lediglich Mücke unterstützen. Sie hatte sich bitterlich beklagt, sie würde so gern häkeln, doch zu Hause hätten wir ja nicht die entsprechenden Nadeln dazu, geschweige denn das passende Garn. Also zog ich los und besorgte die nötigen Utensilien. Kaum hatte ich alles beisammen und Mücke ausgehändigt, musste ich allerdings feststellen, dass sie lediglich einreihige Werke anfertigt. Mit Nadel und Garn bewaffnet saß sie am Küchentisch und häkelte unendlich lange Kordeln aus Luftmaschen. Daraus knüpfte sie Stirn- und Armbänder oder auch kürzere Reißverschluss- und Schlüsselanhänger. Ich zeigte ihr, dass man auch Flächen häkeln kann, aus denen dann Topflappen, Untersetzer oder gar ganze Puppenkleider entstehen, doch Mücke zeigte daran nur bedingt Interesse. Sie wolle weiterhin *normal* häkeln, wie sie es nannte. Das andere könne ihr später einmal die Thüringer Großmutter beibringen. Die sei schließlich Expertin.

Mücke hatte unbedingt recht. Schrats Mutter kann

stricken, sticken, stopfen, nähen – alles, was das Herz begehrt. Ihre Mutter war Hutmacherin gewesen und hatte ihr schon als Kind die Leidenschaft vermittelt, Filze oder Stoffe so weit zu verarbeiten und mit Schnallen, Knoten, Blüten oder Schleifen zu verzieren, dass es am Schluss ein wahrer Schmuck für Haar und Kopf wurde. Entsprechend hatte sie sich diese Fähigkeiten angeeignet, und so sollte es weitergehen. Derlei Talente und Techniken sollten unbedingt von Generation zu Generation weitergegeben werden, fand ich. Aber was machte ich nun mit meinem angefangenen Lappen? Schließlich wollte ich nicht alles wieder aufribbeln. Also häkelte ich weiter.

Zu meiner Überraschung stellte ich bald fest, dass diese zutiefst hausfrauliche Tätigkeit ungeheuer beruhigend auf mich wirkte. Schließlich hatte ich mir vorgenommen, nicht mehr so hektisch zu sein. Das Häkeln im Alltag erinnerte mich wohltuend an meine Mutter und auch an meine Großmutter. Sie hatten eigentlich ständig irgendeine Handarbeit gehabt, an der sie nebenbei arbeiteten. Wenn sie abends gemeinsam auf dem Sofa saßen und sich unterhielten, wurden der angefangene Wollpullover oder die traditionellen Baby-Schuhchen hervorgezogen und mit eifrigem Nadelgeklapper traktiert. Dabei ging das fröhliche Geplauder munter weiter.

Der Druck, unter dem ich früher gestanden hatte, war deutlich schwächer geworden. Das war eine große Erleichterung. Ich schaffte vielleicht nicht mehr so viel wie zuvor, aber ich hatte wesentlich weniger Stress. Meine Freundin Vera lud mich per E-Mail für Freitag ins Konzert ein. Ich schaute auf den Kalender, überlegte einen Augenblick und sagte dann ab. Ich sei mit meinem Buchmanuskript in der Endphase, erklärte ich in meiner Antwort, am Donnerstag käme meine Mutter zu Besuch, am Wochenende würden wir mit der Familie einen Ausflug machen und am Montag hätte ich einen Elternabend. Da würde nicht auch noch ein Konzertabend dazwischenpassen. Früher hätte ich versucht, den Termin um Himmels willen zu wahren – allein deshalb, weil ich an dem Tag noch nichts vorhatte.

Zur Ruhe kommen will gelernt sein. Jeder muss seine eigenen Methoden dafür entwickeln. Manche nennen es heutzutage »chillen«. Andere schwören auf Meditation oder regelmäßige Spaziergänge. Besonders abends und vor dem Schlafengehen sollte man die Sinne sukzessive herunterfahren. Sonst liegt man im dunklen Zimmer, und die Bilder des Tages steigen vor einem auf wie Halluzinationen, schreibt die Journalistin Daniela Martens im Berliner *Tagesspiegel*: »Als Single sollte man sich vornehmen, mindestens eine halbe Stunde niemanden anzurufen, wenn man nach der Arbeit nach Hause kommt.« Wer Kinder habe, könne ihnen ab einem gewissen Alter beibringen, dass die erste halbe Stunde einem selbst gehört – um wieder bei sich selbst anzukommen. Das müsse man auch nach großen beruflichen Projekten beachten, bei denen man jeden Tag bis Mitternacht gearbeitet hat. Wenn sich ein Ende der arbeitsintensiveren Zeit abzeichne, sollte man langsam weniger arbeiten und auch schon mal eine Stunde früher nach Hause gehen. Sonst falle man am Ende in das berühmte schwarze Loch.

Es klingt so einfach und naheliegend, als würde man das sowieso jeden Tag tun und als sei es ungeheuer albern, daraus eine ganze Wissenschaft zu entwickeln. Aber die wenigsten packen den Stier bei den Hörnern. Auch ich habe lange dazu gebraucht.

Veränderung löst neben der Vorfreude auf die neuen, schon lang ersehnten Freiheiten und Verbesserungen immer auch die sorgenvolle Frage aus, was eigentlich passiert, wenn man sein Ziel erst erreicht hat. Wird man am Ende zufriedener sein als zuvor? Wird das Erreichte mit all seinen Begleiterscheinungen wirklich dem entsprechen, was man vermisst und gesucht hatte? Jede Veränderung setzt Autonomie voraus. Und sie macht Arbeit. Gerade davon hat der überlastete Mensch schon mehr als genug.

Ich denke, wer sein Lebenstempo nachhaltig verändern möchte, muss eine große Portion Geduld mitbringen, vor allem Geduld mit sich selbst. Wir müssen nicht alles im Handumdrehen erreichen und schon gar nicht jederlei Erfahrung der Welt machen. Manches kann der Einzelne für sich getrost ganz aufgeben. Er wird es nie erreichen.

Schrats Geheimrezept lautet: »Auf Durchzug schalten«. Wem es gelingt, erfolgreich auf Durchzug zu schalten, meint er, wird nicht von der allgemeinen Hektik ergriffen. Mich quält dieser Begriff, weil ich genau das nicht kann. Wie soll ich auf Durchzug schalten, wenn ich gleichzeitig die Flötenstunde meiner Tochter, die Abfahrtszeit meines Zuges und den Abgabetermin meines nächsten Manuskriptes im Kopf behalten muss, nebst allen Vorbereitungen, zusätzlichen Wegen und Besorgungen, die solche Termine kosten? Wenn ich darauf nicht mehr achte, würden meine Kinder nur noch in zerrissenen Unterhosen herumlaufen und von Fast-Food und Pizza leben.

Aber im Grunde hat Schrat nicht unrecht. Wir kommen gegen den Druck nur an, wenn wir innerlich abschalten. Ich bemühe mich neuerdings, hin und wieder unpünktlich zu sein, erlaube mir Vergesslichkeit und sage jeden Tag mindestens einmal »Nein«. Gestern habe ich »Nein« gesagt, als sich Freunde von uns ansagten und drei Tage in meiner Arbeitswohnung übernachten wollten. Schon nächstes Wochenende logieren dort Gäste. Heute sage ich sanft »Nein« zu Murkel, der mich gebeten hat, in die Schule zu kommen und sich die Hütte anzuschauen, die er mit seinen Freunden auf dem Schulhof gebaut hat. So schwer es mir fällt, das wird mir heute zu viel. Ich werde sie mir morgen anschauen (und hoffe inständig, dass sie bis dahin nicht zusammengefallen ist). Denn mit extremer Ernsthaftigkeit sind nicht nur Ehrgeiz, sondern auch Angst und Sorge verbunden: Angst, zu versagen, Angst, nicht schnell genug zu sein, Angst, den Anforderungen nicht zu genügen. Und Angst macht auf die Dauer krank.

Andächtig schäle ich mittags die Schwarzwurzeln, die uns die *Märkische Kiste* ins Haus gebracht hat. Bislang hatte ich dieses Gemüse nur fertig zubereitet auf dem Teller oder in weißlich-lascher Gestalt in der trüben Flüssigkeit einer Konserve herumschwimmen sehen. Jetzt wusste ich endlich, woher es seinen Namen hat. Tiefschwarz ist die Schale, von der die weißen, festen Stangen umgeben sind. Erst mit Hilfe des Internets konnte ich sie identifizieren. Dort hatte ich mir auch ein paar Tipps besorgt, wie man die Wurzel am besten zubereitet. Essig oder Zitrone sollte ich ins Kochwasser tun, das sei gut für das Aroma. Außerdem verhindere es, dass sich das Gemüse während der Zubereitung verfärbt. Nachdem ich mit dem Schälen fertig war, hatte ich allerdings noch ein weiteres Problem. Meine Hände und das Schälmesser waren überzogen von einem hässlich klebrigen Saft. Ich versuchte, die Finger unter fließendem Wasser zu reinigen, nahm gewöhnliche Seife zu Hilfe, schließlich Gallseife, dann sogar Spülmittel, aber es war aussichtslos. Wie alter Kaugummi haftete das schmutzig-schwarze Zeug an meinen Fingern. Ich konnte nichts mehr anfassen, geschweige denn weiterarbeiten. Es war zum Verrücktwerden!

Zum Glück stand mein Laptop aufgeklappt auf dem Küchentisch, und das Programm mit der Infoseite war noch offen. Ich nahm einen Bleistift zwischen die Zähne und versuchte damit eine der Tasten zu erwischen, damit der Bildschirmschoner verschwindet. Endlich hatte ich Erfolg. Mit Hilfe des Stiftes drückte ich die Scroll-Taste und arbeitete mich langsam zum Ende der Seite hinunter. Da stand es: »Vorsicht! Schwarzwurzeln sondern einen dicken, klebrigen Saft ab. Bei der Verarbeitung ist dringend das Tragen von Handschuhen zu empfehlen.«

Frustriert tippte ich mit dem Bleistift zwischen den Lippen auf der Tastatur herum. Zum Glück fand ich noch eine weitere Stelle. Hier gab es Vorschläge dazu, wie man sich und sein Werkzeug anschließend reinigen konnte. Öl wurde dazu empfohlen, ganz gewöhnliches Speiseöl aus Sonnenblumen oder Disteln. Ich angelte mir also mit meinen klebrigen Fingern Papiertücher und die Ölflasche aus dem Regal und säuberte mich sorgfältig. Es funktionierte hervorragend. Der Saft ließ sich mühelos entfernen.

Inzwischen hatte das Kochwasser angefangen zu sieden. Ich warf die fertig zugeschnittenen Wurzelstücke hinein und setzte wieder den Deckel darauf. Später aß ich das Gemüse mit Butter und Salz und war begeistert.

Ich fühlte mich wie nach einer erfolgreich durchstandenen Fastenkur. Erleichtert war ich und zugleich erstaunt über das Erreichte. Dabei gab es noch weitere Erfolgserlebnisse. Zu Beginn des Versuches hatte ich mir ernsthaft Gedanken darüber gemacht, wie ich die Stunden nutzen könnte, die ich durch Absagen von Terminen und weniger Multitasking gewinnen würde. Inzwischen habe ich gemerkt, dass gar keine Zeit übrigbleibt. Ich hatte meinen Schwerpunkt verlagert, und dadurch hatten sich die Perspektiven gewandelt. Wer stärker auf Lebensqualität setzt, empfindet keinerlei Zwang mehr, überflüssige Zeit zu nutzen. Er genießt die neu eingetretene Ruhe.

Auch die Sorge, mein Mann und die Kinder könnten die Geduld mit mir verlieren, erwies sich als absolut überflüssig. Sie waren einfach dem Druck entwachsen, unter dem ich zuvor noch gestanden hatte. Allein schon auf die gute Laune, die ich neuerdings verbreitete, würde meine Familie nie wieder verzichten wollen.

Ich lernte die Begegnungen mit meinen Kindern neu schätzen. Sie können mich durchaus damit versöhnen, dass ich wieder einmal ein Treffen mit Freunden absagen musste. Wenn man sich in Ruhe den Menschen widmet, die sich sowieso in nächster Nähe befinden, entstehen Gespräche, die ein Wiedersehen mit Altbekannten vorübergehend ersetzen können. Ich sah ein, wie unsinnig es war, ständig hinauszuwollen und unter Leute zu gehen. Das hat Zeit. Irgendwann würden meine Kinder selbst ausgehen – dann würde ich wieder Muße für Feste mit meinen Freunden haben. Ich lernte sogar das Glück genießen, an dem ein oder anderen Ereignis überhaupt nicht teilgenommen zu haben.

Ich verpasste dadurch etwas, zweifelsohne! Sicher bekam ich die eine oder andere Lebensphase mancher meiner Freunde nicht mit, versäumte Dramen oder Glücksmomente, entfremdete mich gar von einigen und fand nicht gleich wieder neue. Jede Lebensphase hatte ihre Vor- und Nachteile. Aber man kann nicht alles gleichzeitig haben, und ich wollte mir um Himmels willen nicht in zehn Jahren sagen müssen: Von meinen Freunden weiß ich fast alles, doch den Kontakt zu meinem Mann und den Kindern habe ich verloren.

Durch meine Trödelei wurden Murkel und Mücke wesentlich selbständiger. Sie lernten allein von der Schule nach Hause zu kommen und bieten neuerdings unverhofft ihre Hilfe im Haushalt an. Mücke überraschte ich, wie sie eines Samstagmorgens ihr Zimmer staubsaugte, und wenn ich das Geschirr spüle, kommt Murkel nun manchmal in die Küche und fragt, ob er mir beim Abtrocknen helfen könne. Die Arbeiten, die innerhalb der Familie anfallen, sind neu verteilt worden.

Verlangsamung bedeutet Einschränkung. Sie bedeutet Verzicht auf manche schöne Begegnung und Erlebnisse, und zwar nicht nur auf Momente, in denen wir nehmen, wie ein Ausflug oder ein Kinobesuch, sondern auch auf solche, in denen wir geben wollen, wie Geburtstage, an denen wir einen langjährigen Freund feiern und beschenken, oder einen Krankenbesuch. Sie verlangt Differenzierung, Auswahl und Entscheidungen, denn dank unserer technischen Möglichkeiten wird uns heute mehr geboten, als wir eigentlich brauchen. Die Zahl der Ereignisse wird dadurch insgesamt reduziert, allein die Intensität der einzelnen Begegnungen erhöht sich. Und das tut uns letztlich gut. Für Wohlbefinden und Ausgeglichenheit brauchen wir nicht eine Vielzahl von Terminen und schon gar nicht den organisatorischen Aufwand und die Hast, die damit verbunden sind, sondern wir brauchen Zugewandtheit und Wahrhaftigkeit.

Daher dient Verlangsamung keineswegs der Optimierung unseres Zeitmanagements oder gar der Simplifizierung unseres Lebens. Es geht nicht darum, überflüssige Dinge beiseitezulassen, dadurch Zeit zu sparen und scheinbar wichtigere Dinge erledigen zu können. Es geht, so hart das klingt, um Verzicht. Nur dann können sich Ausgewogenheit und Ruhe einstellen.

Ich fand endlich wieder Zeit, meine E-Mails zu beantworten, nicht täglich und nicht alle, aber dafür die Nachrichten, die mir wichtig sind, umso ausführlicher. Ich konnte mich sogar schriftlich für ein Abendessen bedanken, für ein Fest oder auch nur ein erfreuliches Wiedersehen nach vielen Jahren. Das hatte ich früher immer schon gern getan, doch ich hatte keine Zeit mehr dafür gefunden. So ein schriftlicher Dank ist wie der Schlussakkord nach einem mächtigen Klavierkonzert, eine Art Nachhall, das Echo auf ein angenehmes Erlebnis. Man hält Rückschau und denkt noch einmal über das Ereignis nach. Das sollte man sich nicht entgehen lassen.

Ich schaffte es auch, endlich meine zahllosen Bücher zu ordnen. Längst waren die Regale zu eng geworden, und ich hatte die Bücher daneben auf den Fußboden gelegt. Kreuz und quer standen oder lagen sie, frei von jeglicher Ordnung, zu gefährlich schwankenden Türmen hoch gestapelt, in meinem Arbeitszimmer herum. Ich kaufte mir zwei neue Regale, stellte sie auf und sortierte die Titel alphabetisch nacheinander in die Fächer. Es war fabelhaft. Früher hatten mir dazu gar nicht unbedingt die Stunden gefehlt, sondern allein die Ruhe. Ich war immer nur an diesen Bücherstapeln vorbeigehastet und hatte, sobald mir das Chaos ins Auge fiel, gedacht, dafür sei jetzt leider gerade gar keine Zeit.

Ich kam auch endlich einmal dazu, alle meine Fotos zu sortieren. Dabei fand ich herrliche, alte Bilder, die ich seit Jahren nicht mehr gesehen hatte. Was für ein Spaß, sie alle wieder einmal anzuschauen und die Erlebnisse und Begegnungen Revue passieren zu lassen, von denen sie erzählten. Und ich hatte Muße, Musik und Hörbücher zu hören, die jahrelang in meinem Schreibtisch herumgelungert hatten. Ich ließ mich von Brigitte Reimann in die Literatenzirkel der DDR einführen und von Rudolf Kronenbitter in die Geschichte Salzburgs, zugegebenermaßen unterwegs im Auto, doch nicht minder begeistert. Seit meine Kinder geboren waren, hatte ich mir derlei nicht mehr gegönnt. Die meisten CDs hatte ich geschenkt bekommen. Sie waren noch nicht einmal ausgepackt gewesen.

Dank meiner Ernährungsumstellung lernte ich Topinambur kennen und Schwarzwurzeln zubereiten, frisch geliefert vom nächstgelegenen Biobauernhof. Sie brachte mir auch eine gewisse Nachdenklichkeit, und ich stellte fest, dass man nach einem Großeinkauf, wenn man die Lebensmittel aus dem Einkaufswagen ins Auto schichtet viele Waren schon vorsortieren kann. Es ist durchaus sinnvoll, alles, was später in den Kühlschrank kommt, in ein und dieselbe Kiste zu packen. Ich kam auch auf Ideen wie beim Aufhängen der Wäsche die Kleider zu ordnen, erst Mückes Röcke auf der Leine zu befestigen, dann Murkels Hosen und schließlich unsere Erwachsenensachen. Dadurch hatte ich es beim Einräumen in die Schränke nachher leichter. Das sind Kleinigkeiten, ich weiß, doch selbst auf solche minimalen Alltagserleichterungen war ich in meiner früheren Hektik nie gekommen.

Und ich rege mich wesentlich seltener auf. Selbst wenn ein Betrag zu Unrecht von meinem Konto abgebucht wurde oder wieder einmal Werbung in meinem Briefkasten gelandet war, obwohl außen weithin sichtbar steht, dass derlei bei uns nicht erwünscht ist, bleibe ich gelassen. Wenn es indes ein echtes Problem gibt, dann wehre ich mich, und zwar mit Nachdruck. Dann lasse ich nicht locker, in aller Höflichkeit, und siehe da – meinen Wünschen wird entsprochen.

Ich entdeckte sogar einen Ort, wo ich mir die neu gewonnene Ruhe deutlich vor Augen führen kann. Er befindet sich mitten in Berlin. Gleich neben dem Brandenburger Tor betritt man durch einen unscheinbaren Gang und eine Glastür einen Vorraum und schließlich den sogenannten »Raum der Stille«. Er ist nicht groß, bietet Sitzplätze, ein kleines Licht und ein Andachtsbild. Hier herrscht absolute Ruhe. Keiner spricht, keiner lacht. Jeder Schritt wird von einem dicken Teppichboden gedämpft. Der Raum strahlt Frieden und Sicherheit aus.

Die Idee, einen für alle offenen und überkonfessionellen Raum zu schaffen, war schon in den achtziger Jahren geboren worden. Ein Förderkreis erwirkte dann 1994 die Einrichtung dieses Ortes. Seine Mitglieder kümmern sich um den Erhalt. Das Motto der Initiative spiegelt sich in einem Zitat von Dietrich Bonhoeffer: »Es liegt im Stillesein eine wunderbare Macht der Klärung, der Reinigung, der Sammlung auf das Wesentliche.«

Wenn man in diesem Raum sitzt und sich vor Augen hält, dass sich nur wenige Schritte entfernt der Pariser Platz befindet mit seinem Trubel, mit den unendlich vielen Besuchern und Touristen, die sich dort bis spät in die Nacht tummeln, auf dem Schausteller ihre Künste zum Besten geben und Souvenirverkäufer ihre Ware feilbieten, dann kann man die Stille förmlich auf der Haut spüren. Keinerlei Lärm dringt von außen herein. Es ist das pure Glück.

11. NACHSATZ

Den Hortplatz für Murkel haben wir bekommen.
Die *Märkische Kiste* werden wir beibehalten.

Mücke spielt inzwischen so begeistert Flöte, dass sie neulich in Tränen ausbrach, als ein Zahnarzttermin drohte, ihr den Auftritt im Konzert zum Schuljahresende zu verhageln. Der Besuch beim Arzt ließ sich glücklicherweise verschieben.

Ich schiebe meine Pfandflaschen in den Mehrwegautomaten im Supermarkt. Plötzlich fängt der Automat an, wie verrückt zu blinken. Auf dem Display neben der Röhre, in die man die Flaschen einlegen muss, erscheint in dicken Lettern der Hinweis: Bitte die Flaschen LANGSAMER einlegen.

Bisweilen ist mir jetzt ein bisschen langweilig. Auch dieser Zustand ist mir vollkommen neu. Er ist absolut köstlich.

Letztes Jahr im Winter, als es plötzlich sehr kalt wurde, die Temperaturen für Wochen unter null fielen und es tagelang schneite, brach in Berlin der gesamte regionale Nahverkehr zusammen. Die Züge, die gewöhnlich für den S-Bahn-Verkehr im Einsatz sind, fielen reihenweise aus. Sie waren über Jahre nicht ordnungsgemäß gewartet worden. Viele Bewohner des Umlands waren komplett vom Zentrum abgeschnitten. Die meisten mussten auf den Straßenverkehr umsteigen. Es war eine Katastrophe.

Monate sind seitdem vergangen, doch viele Fahrzeuge sind noch nicht wieder im Einsatz. Die Wartungsarbeiten dauern an. Die Vertreter der Berliner Verkehrsbetriebe haben sich etwas einfallen lassen. Die S-Bahnen beschleunigen zwischen den einzelnen Bahnhöfen nicht mehr auf achtzig, sondern nur noch auf sechzig Stundenkilometer. Das erhöht die Frequenz der Züge, die im Einsatz sind, und vermindert gleichzeitig ihre Gesamtzahl. In der Zwischenzeit können mehr Fahrzeuge wieder instand gesetzt werden. Der Fahrgast merkt davon praktisch nichts. Er sitzt warm und trocken in seiner Bahn und kommt darüber hinaus noch vom Fleck. Die wenigen Minuten Zeitverlust, die er unterwegs in Kauf nehmen muss, sind längst nicht so dramatisch wie das elend lange Warten auf die einzelnen Züge. Ich finde die Idee genial. Langsamkeit führt nicht nur zu Zufriedenheit, sondern dient hier sogar dem technischen Fortschritt. Wir sind nicht allein.

12. CHECKLISTE:

WELCHER ZEITTYP SIND SIE?

Der Zeitdruck, unter dem wir allerorts stehen, ist immens. Gefährdet sind Gesundheit und Wohlbefinden vor allem dann, wenn man versucht, ihm ständig nachzukommen oder sich dauerhaft im Konflikt mit den Schnelligkeitserwartungen seiner Umgebung befindet. Was sind Sie für ein Zeittyp? Fühlen Sie sich pausenlos gehetzt oder ruhen Sie derart in sich, dass Sie keinerlei Zeitdruck verspüren? Entsprechen Sie gar dem Typ, der selbst über ein derart hohes Maß an Energie verfügt, dass ihm der äußere Druck gar nicht groß genug sein kann? Finden Sie es heraus!

UHRZEIT

a. Ich vergesse hin und wieder den aktuellen Wochentag.
b. Ich stehe pausenlos unter Zeitdruck.
c. Ich weiß immer, wie viel Uhr es ist. Selbst wenn ich mir keinen Wecker gestellt habe, wache ich morgens pünktlich auf.

SPRECHEN

a. Ich spreche relativ langsam und mache zwischendurch lange Pausen.
b. Ich spreche mal langsam, mal schnell, je nachdem, mit wem ich mich unterhalte, lasse mich aber ungern unterbrechen.
c. Ich spreche schnell und werde ungeduldig, wenn mein Gegenüber nicht auf den Punkt kommt.

ESSEN

a. Ich bin ein Genießer, ernähre mich vorzugsweise gesund und kaue lang.
b. Ich esse gern und genieße eine entspannte Umgebung, komme aber leider selten dazu.
c. Gesunde Ernährung ist mir egal. Mahlzeiten sind für mich Geschäftsessen. Wenn ich keine entsprechenden Termine habe, lebe ich von Chips und Schokolade.

UNTERWEGS

a. Ich liebe lange Spaziergänge, bewege mich gemächlich und gebe mir keinerlei Mühe, die einfahrende S-Bahn zu erwischen.
b. Egal, ob ich in Eile bin oder nicht, wenn die Ampel auf Gelb schaltet, steige ich in die Pedale und versuche noch über die Kreuzung zu kommen, bevor es rot wird.
c. Ich eile durch die Straßen und bemühe mich, meine Ziele immer so rasch wie möglich zu erreichen. Freunde, die mich begleiten, bitten mich oft, ein wenig langsamer zu gehen. Wenn ich den Bus so knapp erreiche, dass mir die Türen vor der Nase schließen, trommele ich solange dagegen, bis der Fahrer sie wieder öffnet.

AM STEUER

a. Ich bin ein besonnener Autofahrer und halte mich bewusst an die Geschwindigkeitsbegrenzung.
b. Ich fahre gern zügig und ärgere mich, wenn ich in einen Stau geraten bin.
c. Ich bin ein routinierter Autofahrer und versuche alles aus meinem Wagen herauszuholen, was geht. Verkehrsteilnehmer, die mich zwingen, langsamer zu fahren, machen mich aggressiv.

ZEITPLÄNE

a. Ich mache mir selten Zeitpläne und lebe in den Tag hinein.
b. Ohne Zeitplan oder Terminkalender könnte ich gar nicht leben. Ich bemühe mich um Pünktlichkeit und kann es nicht ertragen, wenn andere auf mich warten müssen, was jedoch leider öfter der Fall ist.

c. Unpünktlichkeit ist für mich ein Fremdwort. Ich komme nie zu spät und habe noch nie im Leben einen Flug verpasst. Meine Woche ist von Montag bis Sonntag durchorganisiert.

TO-DO-LISTE

a. Hin und wieder mache ich mir To-do-Listen, arbeite sie aber nie ganz ab.
b. Mit To-do-Listen stehe ich auf Kriegsfuß. Sie setzen mich zu sehr unter Druck.
c. Ich liste alles auf, die Punkte, die ich erledigen muss, die Bekannten, die ich unbedingt treffen, oder die Lebensmittel, die ich dringend besorgen muss. Vor Antritt einer Reise stelle ich mir eine Liste der Orte zusammen, die ich in der Fremde aufsuchen möchte, und eine Liste von Gegenständen, die ich von dort mitbringen möchte. Alles wird akribisch abgearbeitet.

ENERGIEPEGEL

a. Ich habe ein gesundes Maß an Energie und kann meine Kräfte gut über den Tag verteilen.
b. Ich habe ein Übermaß an Energie, das sich allerdings rasch in Gereiztheit verwandelt, wenn irgendetwas nicht klappt, ich warten muss oder Hunger habe.
c. Ich habe überdurchschnittlich viel Energie, bin morgens der Erste im Büro und abends der Letzte. Ich kann richtig viel wegarbeiten und erwarte von meinen Mitmenschen ähnlich großen Einsatz. Wenn ich eine Stunde lang nichts zu tun habe, werde ich unzufrieden.

INDIVIDUELLES LEBENSTEMPO

Wie stark macht sich die Dissonanz zwischen äußerem und innerem Zeitdruck für Sie bemerkbar?

Im Alltag oder Arbeitsleben

a. Kaum.
b. Sehr.
c. Gar nicht.

In der Stadt, in der Sie leben

a. Kaum.
b. Sehr.
c. Gar nicht.

In Ihrem Familien- und/oder Privatleben

a. Kaum.
b. Sehr.
c. Gar nicht.

Im Leben als Ganzes betrachtet

a. Kaum.
b. Sehr.
c. Gar nicht.

AUFLÖSUNG:

Je nachdem, ob Sie mehrheitlich a, b, oder c angekreuzt haben, entsprechen Sie Zeittyp A, B oder C. Sollten Sie Zeittyp A entsprechen, müssen Sie sich keine Sorgen machen. Haben Ihre Kreuzchen Sie zu B oder C geführt, müssen Sie dringend etwas unternehmen. Sie leiden an der sogenannten »Eilkrankheit« und sind besonders herzinfarktgefährdet. Wie wäre es, wenn Sie vor dem Haus, in dem Sie wohnen, einen Garten anlegen? Selbst wer in der Großstadt und zur Miete wohnt, findet ein Fleckchen Erde, in der er einige Pflanzen kultivieren kann. Oder backen Sie einmal wieder einen Kuchen, auch wenn keiner Geburtstag hat. Oder suchen Sie sich mitten im größten Stress einen Sonnenplatz im Café und blättern in einer Zeitschrift. Es gibt unzählige Möglichkeiten, zu einem eigenen Lebenstempo zu finden – unabhängig von den Anforderungen der Ereigniszeit, die einen umgibt. Fangen Sie gleich damit an!

Typ A: Sie sind ein mehrheitlich ausgeglichener Mensch und lassen sich nicht leicht aus der Ruhe bringen. Auf Ihre Gesprächspartner wirken Sie offen, zugewandt und aufmerksam. Ihnen liegt mehr an der Qualität als an der Vielzahl von Begegnungen und Terminen. Die Verbindlichkeit, die Sie vermitteln, stellen Sie gern unter Beweis. New York oder London sind Ihnen zu hektisch, Cornwall oder die Mark Brandenburg zu eintönig, aber für Ihr Wohlbefinden spielt es letztlich keine Rolle. Sie haben ein

Zeitmaß für sich entwickelt, das Ihrer Persönlichkeit entspricht und dem sie unabhängig von Ihrer Umgebung gelassen folgen können. Was zählt, ist Ihre innere Uhr, nicht der äußere Zeitdruck. Auf Außenstehende wirken Sie bisweilen ein wenig träge.

Typ B: Großstädte wie London oder Paris machen Sie nervös. Am liebsten sind Sie dort, wo die Welt analog zu Ihrem Lebenstempo tickt. Sie geraten schnell unter Zeitdruck, lassen sich leicht ablenken, machen mehrere Sachen gleichzeitig und können sich keine Telefonnummern merken. Aber Sie sind in der Lage, spontan und wirkungsvoll auf neue Aufgabenstellungen zu reagieren, und gelten im Beruf als absolut zuverlässig. Alle Aufgaben erfüllen Sie zur vollen Zufriedenheit Ihrer Auftraggeber. Abends sind Sie meist ziemlich erledigt. Auf ärztlichen Rat haben Sie wiederholt Fastenkuren, Wellnessbehandlungen und Auszeiten in Anspruch genommen. Das hat Ihnen gutgetan, doch zurück am Arbeitsplatz hat sich bei Ihnen nach wenigen Wochen wieder die alte Gehetztheit eingestellt. Sie würden gern eine innere Haltung erlangen, die Ihnen dauerhaft Ausgeglichenheit und innere Ruhe beschert.

Typ C: Sie sind erfolgreich im Beruf, erscheinen immer pünktlich zu Ihren Terminen und fühlen sich in Städten wie Paris oder London wie ein Fisch im Wasser. Dort herrscht das Lebenstempo, das Ihren Bedürfnissen entspricht. Ohne Ihren Blackberry können Sie nicht mehr leben, selbst im Urlaub sind Sie rund um die Uhr erreichbar. Sie leben aktiv im Hier und Jetzt. Doch Sie sind ein wenig übergewichtig und leiden seit einiger Zeit an Schlaflosigkeit. Ihre Gedanken kommen nachts einfach nicht mehr zur Ruhe. Auch in der Herzgegend machen sich hin und wieder leise Stiche bemerkbar. Wohlmeinende Ratschläge von Freunden, sich um Ihre Gesundheit zu kümmern, schlagen Sie in den Wind.

VERWENDETE LITERATUR

Adam, Barbara: Das Diktat der Uhr. Frankfurt am Main 2005.

Ändern sich die Zeiten? Auf dem Weg in die 24 Stunden-Gesellschaft. Herausgegeben von der Friedrich-Ebert-Stiftung und ver.di Landesbezirk Hessen. Frankfurt am Main 2009.

Barloewen, Constantin von: Die lateinamerikanische Hoffnung, Die Zeit, 30.4.2008.

Beavan, Colin: Barfuß in Manhattan, Mein ökologisch korrektes Abenteuer. Berlin 2010.

Beyer, Susanne: Leben im Stand-by-Modus. Spiegel 29/2010.

brand eins, Wirtschaftsmagazin. Was hält dich auf? Schwerpunkt Freiräume. 13. Jg., Heft 1, Januar 2011.

Bourdieu, Pierre: Über das Fernsehen. Frankfurt am Main 1998.

Duve, Karen: Anständig essen. Berlin 2011.

Ende, Michael; Momo oder Die seltsame Geschichte von den Zeit-Dieben und von dem Kind, das den Menschen die gestohlene Zeit zurückbrachte. München 1973.

Geipel, Ines: No Limit. Wie viel Doping verträgt die Gesellschaft? Stuttgart 2008.

Grimm, Hans-Ulrich: Die Suppe lügt. München 2008 (1997).

Grimm, Hans-Ulrich: Gift für den Geist, Tagesspiegel, 24.1.2004.

Han, Byung-Chul: Müdigkeitsgesellschaft. Berlin 2010.

Heinzelmann, Ursula: Der hemmungslose Konsum muss

aufhören. Interview mit Carlos Petrini, Frankfurter Allgemeine Sonntagszeitung, 7.11.2010.
Klein, Olaf Georg: Zeit als Lebenskunst. Berlin 2007.
Levine, Robert: Eine Landkarte der Zeit. München 2005. (1998).
Martens, Daniel: Wie man die Ruhe im stürmischen Alltag wiederfindet. Tagesspiegel 5.9.2010.
Nadolny, Sten: Die Entdeckung der Langsamkeit. München 1997 (1983).
Osten, Manfred: »Alles veloziferisch« oder Goethes Entdeckung der Langsamkeit. Frankfurt am Main 2003.
Parkins, Wendy; Craig, Geoffrey: Slow Living. Langsamkeit im globalen Alltag. Zürich 2008.
Rauner, Max: Engpass im Kopf. Die Zeit, 28.2. 2008.
Rauner, Max: Ununterbrochen gestört. Die Zeit, 25.4. 2008.
Rutenberg, Jürgen von: Der Fluch der Unterbrechung. Die Zeit, 9.11.2006.
Virilio, Paul: Fahren, fahren, fahren… Berlin 1978.
Vogl, Joseph: Über das Zaudern. Zürich/Berlin 2008.

DANK

Ich danke allen Freunden und Verwandten, die mich bei diesem Buch, ob wissentlich oder unwissentlich, inspiriert haben, insbesondere meinem lieben Mann und unseren zwei Kindern. Ich danke Carina Merveldt-Krosigk, die mich mannigfaltig mit typischen Geschichten und Anekdoten versorgte, weil ihr Alltag ähnlich spontan und sinnreich aus Familie, Berufstätigkeit und einem weiten Freundes- und Bekanntenkreis zusammengestrickt werden muss wie meiner. Sie hat allerdings täglich eine Herausforderung mehr zu bewältigen: Ihre zwei Kinder gehen auf unterschiedliche Schulen.

Ähnlich haben mich die Gespräche mit Cornelia Knöfel beflügelt, nicht zuletzt, weil sie mich in einem entscheidenden Moment der Recherche auf eine Studie aufmerksam gemacht hat, die meine Beobachtungen mit einer Vielzahl hilfreicher Zahlen stützte. Ein herzliches Dankeschön!

Ebenso dankbar bin ich Franziska Eidner, die mich rasch und uneigennützig mit Unterlagen zu der Bewegung *Slow City* ausstattete, obwohl sie eigentlich alles, nur keine Muße dafür haben konnte: Kurz vor meiner Anfrage hatte sie Zwillinge bekommen.

Eine große Hilfe war mir Urte Papprotté, weil sie sich schon so lange mit dem Thema Langsamkeit beschäftigt, dass jedes noch so kurze Gespräch ein entscheidender Zusatz für mein Nachdenken war. Ich danke Urte für ihren aufmerksamen Blick, der mir beharrlich zeigte, wie wichtig das Thema ist.

Ich danke ausdrücklich Heather Höpfl, Professorin der Universität von Essex (GB), die mir Zugang zu den wissenschaftlichen Vorträgen aus dem Kongress »Waves of globalization. Repetition and difference in organizing over time and space« verschaffte, der 2010 in Lissabon stattfand und an dem sie persönlich mitgewirkt hatte. Die Informationen waren brandaktuell und von unschätzbarem Wert.

Während ich meine Bücher schreibe, stellen sich Phasen der Suche und des Nachdenkens ein, in denen ich jeder Freundin und jedem Freund dankbar bin, die oder der sich darauf einlässt. Entsprechend habe ich mich über die Gespräche mit Nils Haupt, Dietmar Pieper, Heike Kuschel, Gisela und Wilfried Pucher, Katharina Hacker und besonders mit Viola Georgi gefreut, die mit ihren drei kleinen Kindern nebst ihrem Professorinnenstatus kaum Ruhe hat, aber trotzdem immer neu Geduld für mein Projekt bewies.

Ich danke meiner Lektorin Franziska Günther und dem Aufbau Verlag, die mich bei der Publikation meiner Bücher in den letzten drei Jahren außerordentlich freundlich, konstant und hochprofessionell unterstützt haben.

Nicht zuletzt danke ich von Herzen meinem Bruder und seiner Frau, die mir erlaubt haben, ihren wunderbaren Zweitgeborenen zu zitieren. Und meinem Vetter Georg, der mir glücklicherweise im fast allerletzten Moment vor Drucklegung über den Weg lief. Er ist wenig älter als ich, ein erfolgreicher Geschäftsmann und hatte gerade selbst an einem Seminar zu mentalem Training teilgenommen. Ich fragte ihn, warum es uns schwerfalle, dieses Thema ernst zu nehmen und die Langsamkeit im Alltag zu beherzigen. Er antwortete ohne Umschweife, dieses Anliegen sei nun einmal nicht selbstverständlich in unserem Unterbewusstsein verankert worden. Er könne die Zahl der Lehrer und Persönlichkeiten, bei denen er über die Jahre in die Lehre gegangen sei, kaum zählen, doch in einem sei er gewiss: Kein Einziger sei auf die Idee gekommen, es könne auch nur die geringste Bedeutung haben, langsam zu sein.

Leseprobe aus

Christine Gräfin von Brühl

Out of Adel

Roman

222 Seiten
Gebunden mit Schutzumschlag
978-3-378-00693-5

HEIRAT AUSGESCHLOSSEN

Eigentlich wollte ich überhaupt nicht heiraten. Nicht, dass ich mich dagegen von Geburt an gesträubt hätte, keineswegs, aber wer aus einer adligen, katholischen Familie stammt wie ich, sollte tunlichst einen katholischen Adligen heiraten, sonst gibt es, so wird prophezeit, nur Probleme. Ich fand aber keinen. Dabei hatte ich durchaus viel Auswahl: In großer Stückzahl wurden mir die vermeintlich passenden Herren der Gesellschaft zugeführt. Ich lernte sie ordnungsgemäß bei den adelsinternen Tanzkursen kennen, ging mit ihnen aus, wir besuchten dieselben Bälle, und ich begab mich auch auf die bei Adligen beliebten Gruppen-Bildungsreisen, natürlich nur gemeinsam mit anderen Standesgenossen, studierte mit einigen von ihnen in Heidelberg und Göttingen am selben traditionsbeladenen Ort und aß mit ihnen mittags in derselben Mensa – alles Maßnahmen, die der Adel trifft, damit seine Nachkommen sich möglichst früh kennenlernen und später dauerhafte Verbindungen eingehen, heiraten und glücklich werden. Wie sonst könnte er in einer demokratischen Gesellschaft, in der Adel und Monarchie qua Gesetz seit 1918 abgeschafft sind, dafür sorgen, dass Stände, Namen und Traditionen trotzdem insgeheim erhalten bleiben? Mir aber halfen diese Maßnahmen nicht. Kein Funke sprang über, keine bleibende Verbindung stellte sich ein, keine artgerechte Verlobung, keine Hochzeit, nirgends.

Nun könnte man meinen, dass es sich bei mir um ein besonders störrisches Exemplar einer Aristokratin handelt, das partout nichts mit seiner Vergangenheit oder entsprechenden Standesgenossen zu tun haben möchte. Weit gefehlt! Es gibt durchaus weibliche Mitglieder adliger Familien, die wochenends lieber gummistiefelbewehrt durch den dunklen Tann stapfen, als frohlockend auf Bälle zu eilen, die lieber reiten als tanzen und die selbst beim Hausfest der eigenen Eltern unterm Ballkleid Breeches tragen, damit sie nach dem Essen und dem Pflichttanz mit dem Tischherren umgehend wieder in den Stall verschwinden können. Schließlich gilt es dort, das Lieblingspony zu füttern und anhaltend zu striegeln, gar nicht zu reden von den zahlreichen anderen Haustieren, die versorgt werden müssen. Das ist wesentlich aufregender, als artig Konversation zu machen und im Dreivierteltakt über das Parkett zu schweben.

All das traf jedoch auf mich nicht zu. Ich wollte schon als Kind unbedingt richtig gut tanzen können. Ich erinnere mich genau, wie ich meine Erzieherin, das geliebte »Fräulein«, schon mit dreizehn oder vierzehn Jahren, lange bevor ich auf den ersten Ball eingeladen wurde, inständig bat, mir Walzer beizubringen. Es war kurz vor dem Schlafengehen, ich hatte schon mein Nachthemd an, war barfuß. Der Raum, in dem wir übten, lag in abendlichem Dämmerlicht. Schnell waren meine Füße eiskalt, und sowieso klappte es ohne Ledersohlen nicht mit den Drehungen, aber ich glühte vor Begeisterung und schlief mit dem brennenden Wunsch im Herzen ein, dass ich später auf den Festen häufiger als alle anderen aufgefordert werde, weil man mit mir am besten von allen Anwesenden tanzen könne.

Ich ging also oft auf Bälle und trug, obwohl auch ich leidenschaftlich gern reite, unter meinem Kleid niemals eine Hose. Ich besuchte Ballettstunden, lernte Klavier spielen, ja, ich ging sogar mit Onkel, Vetter, Freunden oder meinem Vater auf die Jagd, hielt mich wacker stundenlang auf dem Hochstand und sah trotz großer Liebe zum Tier tapfer zu, wie das erlegte Wild blutig ausgeweidet wurde. Im Abitur wählte ich als Leistungskurs Geschichte statt Erdkunde, interessierte mich also durchaus für Tradition und Vergangenheit und stand unbeirrt zu meinem außergewöhnlichen Namen. Ich benahm mich, gemäß der konsequenten und strengen Erziehung meiner Eltern, folgsam und anständig.

Auch hierarchisch verhielt ich mich immer korrekt und zollte den Älteren und insbesondere den männlichen Vertretern meiner Familie Respekt, was im Adel von großer Bedeutung ist, denn hier stehen die Alten prinzipiell über den Jungen und die Männer grundsätzlich höher als die Frauen. So war ich jahrelang der festen Überzeugung, Männer seien klüger als Frauen. Entsprechend vertrauensvoll blickte ich zu ihnen auf und lauschte andächtig ihren Reden. Unter meinen Standesgenossen hatte und habe ich also viele Freunde, aber ich wollte partout keinen von ihnen heiraten, denn ich hatte die romantische Vorstellung, dass man sich zuvor verlieben sollte. Ja, ich war sogar der Meinung, Liebe sollte eigentlich der einzige Grund sein, sich mit einem Mann zusammenzutun.

Das ist einfältig, ich weiß. Schon als Kind lernt eine Adlige, dass Ehe nichts mit Liebe zu tun hat. Liebe ist ein kurzzeitiger Zustand der Verklärung, sie dient keinesfalls der Entscheidungsfindung, schon gar nicht, wenn sie in eine möglichst dauerhafte Unternehmung wie die Ehe münden soll, und führt geradewegs in den Abgrund. In »Kabale und Liebe« endet sie, wie uns Friedrich von

Schiller glaubhaft vor Augen führt und ich bei meiner Pflichtlektüre im Deutschunterricht entsetzt zur Kenntnis nehmen musste, gar mit dem Tod, denn die beiden Liebenden können die Standesschranken nicht überwinden und greifen zum Schierlingsbecher.

Bei Adligen werden solche Verbindungen deshalb meist am grünen Tisch geschlossen. Man sucht den passenden Partner aus dem Gotha, dem Verzeichnis aller Adligen, aus und führt ihn nach gegenseitigem Einvernehmen mit den Eltern oder den Großeltern seiner Zukünftigen zu. Nur wahre Königskinder sollen zueinander finden. Das hat durchaus seine Vorteile. So kann es zum Beispiel nicht passieren, dass man sich womöglich in einen Verwandten verliebt, was bei den engen familiären Verbindungen zwischen Adligen leicht geschehen könnte.

So kann es auch nicht passieren, dass man sich einen Mann mit dem falschen Gebetbuch ausguckt, dessen Familie also anderer Konfession ist als die eigene. Auch dies wird nicht gern gesehen. Jede adlige Familie ist unverbrüchlich und traditionell mit einer der beiden großen christlichen Glaubensrichtungen verbunden. Die Verbindung zwischen einer bestimmten Sippe und ihrer Konfession soll nach Möglichkeit nie gelöst werden. Kommt es zu einer »Mischehe« mit dem Nachkommen einer katholischen Familie, ist er oder sie verpflichtet, die Kinder katholisch zu erziehen. Das kann zu ausweglosen Konflikten führen.

Schließlich lässt sich mit Hilfe des Gotha auch vermeiden, dass die Braut schlecht verkauft wird und »nach unten« heiratet, sprich: eine Gräfin einen Baron oder eine Prinzessin »nur« einen Grafen ehelicht. All diese Dinge geschehen zwar hin und wieder, sind aber keineswegs erwünscht, und man tut alles, sie zu verhindern. Es geht eben nichts über eine »gesteckte« Ehe, wie meine Großmutter es nannte. Auf Liebe muss dabei nicht zwingend verzichtet werden. Sie stelle sich, so nimmt man allgemein an, bei optimalen Voraussetzungen als nützliches Beiwerk früher oder später ganz von selbst ein.

Aber ich glaubte nun einmal fest an die Liebe auf den ersten Blick, und als sie sich nicht einstellte, beschloss ich, das mit dem Heiraten lieber ganz zu lassen.

Je älter und unverheirateter ich wurde, desto stärker wurde in mir die Überzeugung, dass ich zwar zufällig adlig bin, aber einfach nicht in dieses System passe. Ich war in einen Anzug gesteckt worden, der mir vorn und hinten nicht passte. Immer kam ich mir in diesen Kreisen vor wie eine Fremde. Überall eckte ich an. Mit den sogenannten Bürgerlichen ging es mir indes nicht anders. Sobald ich meinen vollen Nachnamen nannte, musste ich mich gegen Vorurteile und Frotzeleien zur Wehr setzen. Zunehmend mied ich den Kontakt zu anderen Adligen, wurde misstrauisch und unsicher. Und in meinem Kopf verdichtete sich folgende Theorie: Für mich gab es nicht den richtigen Mann – ob mit oder ohne Liebe. Es konnte ihn nicht geben – allein strukturell gesehen. Das war ganz einfach zu erklären. Wenn ich einen Adligen heirate, so dachte ich, dann sterbe ich womöglich nach kürzester Zeit vor Langeweile. Wenn ich einen Bürgerlichen eheliche, dann heiratet der mich womöglich nur wegen meines Namens. Selbst wenn ich einen Adligen heirate, der eine gewisse Distanz zur »Kiste« oder »Kaste« hat, wie Adlige den Adel umgangssprachlich gern nennen, und sich nichts aus Siegelring, Lodenmantel und Gothastudium macht, wäre das, was uns verbindet, wiederum unsere gemeinsame Herkunft: Der vermaledeite Adel! Was man auch tut, wie man auch lebt, eine Adlige kann ihren Ursprüngen nicht entkommen. Sitz, kusch, Hundeplatz!

Im Grunde ist das ein großes Glück und bei Bürgerlichen gar nicht anders. Der Mensch ist seine Biographie, und seine Biographie macht jeden Menschen unverwechselbar. Jeder hat seine eigene Geschichte, seine eigene Vergangenheit. Und die ist nicht nur auf einzelne Vorhaben, Ziele oder gar selbst gefällte Entscheidungen zurückzuführen, sondern hat durchaus auch schicksalhafte, unveränderliche Begleitfaktoren. Aber was macht man, wenn man partout nicht das sein kann, was man sein soll?

[…]

Man kann sich hundertmal im Leben vornehmen, man sei zum Heiraten nicht geschaffen. Wenn es gänzlich anders kommt, als geplant, kann man rein gar nichts dagegen tun. Und tatsächlich spielte später in einer der Erzählungen über den Beginn meiner großen Liebe dieses Bild eine entscheidende Rolle.

Meine Version jedoch ist eine andere. Sie handelt mehrheitlich vom Zufall. Und sie beantwortet wenigstens gleich zu Beginn die alles entscheidende Frage: Wie kommt es, dass eine junge Adlige, sorgfältig ausgestattet mit den kostbaren Tugenden Traditionsbewusstsein, Familiensinn, Manieren, Tanzfreudigkeit, Stilsicherheit, Treue und Verbindlichkeit, der eigens und mit viel Aufwand die Fähigkeit zu gepflegter Konversation in mehreren europäischen Fremdsprachen, zu Korrespondenz, Klavierspiel, Tennis und Reiten beigebracht wurde, damit sie sich in ihren Kreisen korrekt zu verhalten weiß, wie also konnte es geschehen, dass diese vorbildlich geschulte und gut ausgebildete Person einen Mann kennenlernt, der zu all dem so gar nicht zu passen scheint, und sich auch noch Hals über Kopf in ihn verliebt? In diesen vermaledeiten Bürgerlichen. Einen Ostdeutschen und einen Künstler noch dazu!

Ich begegnete diesem Mann zum ersten Mal in einer Ausstellung. Ein nicht sonderlich bekannter Künstler, der jedoch über die entscheidenden Kontakte verfügte, hatte den sächsischen Minister für kulturelle Angelegenheiten feierlich in seine frisch renovierten Räume in den Stallungen des mittelalterlichen Klosters Altzella bei Nossen gebeten, um zu beweisen, dass er die staatlichen Subventionen nicht verschleudert, sondern sinnvoll genutzt hatte, um alte Bausubstanz zu retten. Während ich in der Ausstellung intensiv damit beschäftigt war, genügend Material zu sammeln, um einen einigermaßen fundierten Beitrag über den Meister und seine Kunst für meine Zeitung zu verfassen, quälte den Mann, dem ich in Kürze gegenüberstehen würde, in erster Linie die Frage, wie er die linke Schulterklappe an seiner Lederjacke befestigen könne, ohne dass alle Beteiligten auf Anhieb bemerkten, dass der entsprechende Knopf abgefallen war. Nachdem er im Handschuhfach seines verbeulten Lieferwagens Sekundenkleber gefunden und ihn ohne Umschweife zum Einsatz gebracht hatte, ereilte ihn schon die nächste Herausforderung. So stand unsere erste Begegnung im Schatten der existentiellen Frage: Wie lassen sich auf die Schnelle menschliche Haut und eine schwarze Lederoberfläche voneinander lösen, ohne dass der Eigentümer dieser Haut in entsetzliches Schmerzgeheul ausbricht? Denn Schrat hatte versehentlich seine

Finger mit an die Jacke geklebt. Obwohl sich seine Hand also in unauflöslicher Eintracht mit der linken Schulterklappe seiner Lederjacke befand, als er mir plötzlich gegenüberstand, gelang es ihm, mir die wenig originelle Frage zu stellen: »Haben wir uns nicht irgendwo schon einmal gesehen?«

Jeder weiß, dass es kaum eine Frage gibt, die ungeeigneter wäre, eine Frau näher kennenzulernen, die man eben noch nie zuvor in seinem Leben gesehen hat. So blöd sind Frauen nicht, als dass sie nicht wüssten, dass ihr männliches Gegenüber in diesem Moment nicht die Wahrheit spricht. Zudem war ich abgelenkt, stand gewissermaßen unter Strom, doch weniger wegen des attraktiven Mannes, der da vor mir stand. Wer bei der Zeitung arbeitet, ob als Fotograf oder Autor, steht zwangsläufig unter Druck, und sei es auch nur aus zeitlichen Gründen. Ich hatte von zeitgenössischer Kunst wenig Ahnung und musste aufpassen wie ein Spitz, um wenigstens ein Quäntchen von dem zu verstehen, worüber ich später einen Artikel schreiben sollte. Ich antwortete ausweichend: »Möglicherweise aus den Augenwinkeln.«

Dabei hatte ich das Bild vor Augen, das mich regelmäßig des Nachts heimsuchte, wenn ich abends kurz vor dem Schlafengehen noch rasch in eine Dresdner Neustadtkneipe ging, um dort ein Glas Wein zu trinken oder auch nur rasch noch einen Schokoladenriegel zu erstehen, und bald darauf eiligst die Horizontale aufzusuchen. Journalisten mussten im Osten früh aufstehen. In der Kulturredaktion der *Sächsischen Zeitung* fand morgens um neun Uhr die erste Besprechung statt, und man durfte keinesfalls zu spät kommen, schon gar nicht als Westdeutsche. Die galten als notorische Langschläfer.

Bei diesen Gelegenheiten, abends in der »Planwirtschaft« oder im »Raskolnikoff«, sah ich sie rechts und links an den Tischen sitzen, die schwarzen Raben in ihrer schweren Lederkluft, sah die kahl geschorenen Köpfe, die markanten Gesichter und scannte die dazugehörigen jungen Männer rasch aus den Augenwinkeln, um unauffällig herauszufinden, ob ich einen von ihnen kannte. Cool musste man dabei sein, total abgeklärt, mit komplett versteinertem Gesicht vorgehen, denn gerade solchen Neustadt-Typen durfte man keinesfalls zeigen, dass man auch nur das geringste Interesse an ihnen hatte. Wer als Frau seine Neugier nicht verbergen konnte, hatte schon Schwäche gezeigt, und das wird von Männern – im Osten wie im Westen – bekanntlich postwendend ausgenutzt.

War das also einer von diesen schwarzledernen Typen aus der Neustadt, der da vor mir stand? Und den ich jetzt sagen hörte: »Ja, genau diese Augenwinkel habe ich schon einmal irgendwo gesehen.« Ich blickte überrascht von meinem Notizblock auf. Einer von diesen kahlköpfigen Raben, die sich alle so dermaßen fabelhaft vorkamen, dass man sie lieber gar nicht ansprach, konnte charmant sein? Und warum hielt er sich mit der rechten Hand an der linken Schulter fest?

Ich lachte, und mir fiel tatsächlich nichts Besseres ein, als zu sagen: »Na ja, vielleicht im Raskolnikoff, oder so.« Das war's. Bis hierhin und nicht weiter. Nicht einmal unsere Vornamen tauschten wir aus, geschweige denn Adressen. Eine Telefonnummer wäre sowieso nutzlos gewesen. Schließlich hatte kaum jemand einen Anschluss. Nichts, gar nichts. Schrat hatte in seiner Feinfühligkeit längst gemerkt, dass ich hektisch gestimmt und beschäftigt war. Außerdem fühlte er sich in gewisser Weise eingeschränkt durch seine angeklebten Fingerspitzen. Selbst wenn er gewollt hätte, er wäre gar nicht in der Lage gewesen, einen Namen aufzuschreiben. Überdies war er selbst in einer bestimmten Mission in die Ausstellung gekommen. Er wollte den Manager des Künstlers kontaktieren und ihm ein gemeinsames Kunstprojekt vorschlagen. So waren wir beide mit schwer berufstätigen Aufgaben vor Ort und konnten uns letztlich gegenseitig nur behindern. Es galt, sich schleunigst wieder voneinander zu lösen.

Aber ich wusste immerhin, in welche Kneipe er zu gehen pflegte. Wollte ich den schwarzen Raben wiedersehen, dachte ich, als ich ins Auto stieg, um eiligst über die Autobahn zurück nach Dresden und in die Redaktion zu rasen, dann würde ich genau in dieses Etablissement in der Böhmischen Straße marschieren müssen. Dort schien er Abend für Abend zu sitzen. Natürlich plante ich nichts dergleichen, keineswegs! Doch ich legte die Information in einem Eckchen meines Gehirns ab.

Auch ihm ging unsere erste Begegnung nicht aus dem Sinn, wie ich später erfuhr. Unter anderem deshalb, weil er sich, kaum hatte ich die frisch sanierten Stallungen raschen Schrittes wieder verlassen, mit beinharter Selbstüberwindung die Finger von der Schulterklappe riss. Der sofort einsetzende rasende Schmerz gab ihm die Kraft, seine angeborene Scheu zu überwinden, schnurstracks auf den Manager des Künstlers zuzueilen und ihn ohne Rücksicht auf Verluste mit den nötigen Informationen zu seinem Kunstprojekt einzudecken. Der Mann war beeindruckt und überreichte Schrat wortlos seine Visitenkarte. Bevor er noch eine Frage zu dem Projekt stellen konnte, kamen den beiden der Minister nebst gastgebendem Künstler persönlich in die Quere, und das Kunstprojekt war vorerst nicht mehr gefragt.

Nichts wies darauf hin, dass diese erste Begegnung Folgen haben, womöglich Katastrophen nach sich ziehen oder am Ende gar dazu führen würde, dass sich alle ehrgeizigen Ziele zerschlagen würden, die Aristokraten bei der Erziehung ihrer Kinder verfolgen.